U0051548

強韌心態

薩曼莎・博德曼
Samantha Boardman—著

王瑞徽—譯

Everyday Vitality

Turning Stress into Strength

獻給 Aby，

你總能看見月的圓滿。

目錄

第五篇　超越自己

引言

怎麼了？

這是醫生和病人之間常見的開場白。當有人因為右下腹疼痛去就醫，內科醫生會在提出這問題之後做體檢，抽血，做電腦斷層（CT）掃描。如果是闌尾炎，就安排手術來解決問題。

專注於問題所在是醫生制定診斷和治療進程的方式。在醫學院，我接受了識別疾病指標和表徵的訓練。在解剖課上，教授會叫我們成群圍繞在裏著床單的屍體周邊，教我們鑑別疾病。一具屍體表現出脂肪肝，另一具有著指關節特別大而扭曲的纖細手指。教授指出來，那指尖是如何像天鵝頸子那樣向下彎曲——通常是一種由類風濕性關節炎引起的畸形。有些學生把這具屍體叫做「天鵝」，可是當我湊近查看那女人的指關節，她指甲上碎裂的粉紅指甲油更令我吃驚。過了二十年，這細節仍然牽動我的心。我們的學院訓練把重點放在什麼是異常，但這抹色彩讓我愣住，原因正好相反：這**太**正常了。

精神科醫師也會問「怎麼了？」但病患給的答案往往很含糊，可以精確找出問題的檢驗比較少，而且不太能光靠一個簡單療程來解決問題。不管診斷結果如何，大部分來找我的病人只想要一樣東西：更美好的生活。他們渴望在日常生活中有更多人際連結、快樂和意義。他們想要少一些壓力，但又希望有更多參與。我告訴他們，世上沒有魔法棒可以消除煩惱和憂慮。我還警告他們，提防那些堅持有一種解方可以讓人壓力盡除、幸福過活的人。負面情緒是完整人生的一部分，世事本無常，壓力、挫折和失望是無法避免的，除非你構建一個無比安全、和現實隔絕的生活，活在泡泡中。然而活在泡泡中有個問題，泡泡總會破滅的。

克服生活中的種種障礙需要心理韌性（resilience）。但什麼能激發人的韌性？是什麼讓我們能彎曲而不斷裂，使我們能夠回彈？答案是活力——作為幸福核心的一種充滿生氣和幹勁的積極感。

活力往往關係到健康的老年生活，但實際上它對每個人都有益。活力有時被定義為「靈性的健康」（health of spirit），是指無論身心都能勝任某項任務的感覺。和心理韌性一樣，活力常被認為是人與生俱來的特質，但擁有活力不是靠運氣。活力不在你的腦袋裡；它是從你的有意識的行為產生的。無論你是二十還是八十歲，活力都能讓你充分利用每一天。活力關係到許多正向的健康結果，例如生產力，更能應付壓力和挑戰，更良好的心理健康以及管理負面情緒的能力。簡言之，正如作家、心理學者安德魯・所羅門（Andrew Solomon）指出的，「抑鬱的反面不是快樂，而是活力。」

本書提供了培養活力、創造更美好生活的日常策略。你將了解日常活力的三大泉源：有意義地和他人進行連結，參與有挑戰性的體驗，以及為自己以外的事物做出貢獻。

從二〇二〇年初疫情爆發以來，哀傷和失落讓人措手不及——失去的不只是親人，還有我們的日常，包括工作、節慶、學校教育、社群關係等等，太多了。專家警告，醫療難關之後可能會出現精神疾病海嘯。COVID-19也暴露了美國社會結構中仍然存在的不平等。我們得花大量精神和氣力來啟動早該發生的社會變革。

甚至在二〇二〇年的劇烈危機之前，許多人就已感覺自己有如生活的局外人，忙著滿足他人的需求，壓抑自己的慾望，而許多意義重大的時刻就那麼悄悄流逝，美好事物被忽略，人際連結也中斷了。我們的日子往往忙到爆，卻又並不圓滿。生活已變成一種吃力不討好的打地鼠遊戲，可是連贏得一隻難看的絨毛玩偶的機會都沒有。

「這陣子我所做的一切都是『必須』而不是『想要』。」有個病患告訴我。

另一個病患解釋說，「我常問我丈夫一天過得如何，然後幾乎不聽他回答。我的體貼舉動沒少過，但我的心思卻在別處，想著一封還沒回覆的電郵，或者一件忘了辦的雜務。昨天我問丈夫一天過得如何，他告訴我他已經回答過了。兩次！」為了應付日常生活中的過度需求，人們常會將注意力向內轉移。自我關注（self-focused）的注意力可以在短期內產生效果。我們需要自我反思（self-reflection）來處理許多經驗，以便從中學習然後向前邁進。但是過多的自省可能會導致自我專注（self-absorption），讓我們陷入沉思默想。當這種情況發生，困在自己的腦袋裡可能會起反效果，使我們和他人隔絕，失去增長智慧、鍛鍊體魄和拓展心靈的機會，而無法找到重振活力的綠洲。

做為精神科醫師的經驗使我堅信，自我沉溺（self-immersion）**不是**解決大多數問題的辦法。活力並不是來自「發現自我」而與世界脫離，活力來自於在人世**當中**好好活著。

接受精神科醫師訓練時，嚴格的住院醫師歷練教我學會如何診斷重度抑鬱發作，以及如何分辨躁鬱症和分裂情感性障礙。我把重點放在減輕病人痛苦這個急迫問題上，而較少花時間提一些大問題。我不是問「如何能改善這人的生活？」而是照著我學到的，把注意力轉向更直接的問題：「我應該開多少毫克的抗抑鬱藥？」

完成實習後，我繼續在醫院工作，然後在曼哈頓開了家私人診所。我的私人病患問題不算嚴重，但許多人受困於感情問題和工作壓力。有些人正與抑鬱和焦慮纏鬥，還有些人是我所說的「還好」——勉強浮在水面上，但仍能感覺到被往下拉。透過藥物和治療的結合，我的目標是減輕他們的痛苦和焦慮。我把自己看成「抹除」（undo）問題的專家。

在外人看來，克萊兒（**所有病患均以假名稱呼**）的生活或許令人羨慕，然而她只感覺木然、缺乏成就感。她有三個年幼女兒，一個工作狂的丈夫，還有一籮筐責任，包括當「班級媽媽」，往返接送一個不知感恩的婆婆去看醫生。克萊兒的一天很長、累人而且單調。她辭去全職律師的工作，但繼續從事她認為「有趣但需索很多」的義務法律工作。她覺得孤立，和一群老友斷了聯繫。漫長的一天過後，為了平撫疲憊的神經，克萊兒會一邊品嘗兩大杯紅酒搭配一輪布里乳酪加餅乾，一邊看《慾望城市》影集重播，一邊偷偷抽根菸……或兩根……或三根。她知道這種習性不健康，但它能讓她放鬆。她每週來就診時，我們都會想出一些辦法來幫她減輕那種不知所措、煩躁和悲慘的感覺。

幾週過去，克萊兒有了進步。據她說，她和丈夫的爭吵減少了。她對婆婆不再那麼挑剔，對孩子們也不再充滿不耐。然後，某次門診，她直視我的眼睛，說了令我吃驚的話。

「博德曼博士，我討厭來參加每週的門診，」她坦承，「我們就只是討論我生活中的壞事。我坐在妳辦公室裡足足抱怨四十五分鐘，就算我當天過得很好，來到這裡也會讓我想起所有負面的事。我不來了。」

她果真沒再來，那是我們的最後一次門診。那也是我人生的轉捩點。

克萊兒的話很刺耳，但她說得有道理。美國精神醫學協會（American Psychiatric Association）把精神醫學定義為「致力於心理、情緒和行為障礙的診斷、治療及預防的醫學分支。」重點放在疾病上，沒提到可以做些什麼來提高那些患有精神疾病，或者那些「還好」但沒能活出精采的人的幸福感。我被訓練專注在病人生活中的問題，根據書本行醫，結果我的努力讓克萊兒感覺更糟。

克萊兒的事讓我重新思考，當精神科醫師究竟意謂著什麼。我開始意識到，問題的「抹除」不必然和病患感覺精神振奮有關。即使像抑鬱症這類問題被治癒了，也不見得表示人會過著圓滿充實的生活。我很擅長緩解痛苦，但對於增進幸福感或愉快過日子的要素所知不多。關於什麼是心理健康，我還有很多東西要學。

四十歲那年，已經有了丈夫和兩個小孩的我回到學校。顛倒家庭日常是件混亂又可怕的事……而且讓人腦洞大開。賓州大學有一門獨特的課程，應用正向心理學（Applied Positive Psychology），由該領域先驅、長期致力於解決這類問題的馬汀・塞利格曼（Martin Seligman）領導。早在一九九〇年代末，他便呼籲用新的方式來看待心理健康。

塞利格曼博士在他的著作《邁向圓滿》（*Flourish*）——在我加入該課程的同一年出版——一書中寫道，「做為心理治療師，我不時會幫助患者消除所有憤怒、焦慮和哀傷。我以為這麼一來患者就能得到快樂。但是並沒有。患者變得空虛了。這是因為活得出彩——擁有正向情緒、人生意義、良好工作和正向人際關係——的技巧絕非將痛苦最小化那麼簡單。」

在住院醫師實習期間，我學會診斷疾病和開藥來減輕病人的痛苦。在賓州大學的那一年改變了我的想法。我研究了心理韌性、樂觀和創傷後成長。我探討了生活型態和心理社會因素在影響心理健康上起的作用。我學習了促進幸福感的實證[1]介入措施。塞利格曼博士介紹我認識迪利普・傑斯特（Dilip Jeste）博士，他是一位著名精神病學者，一直在研究老年思覺失調症患者的幸福感。值得注意的是，傑斯特博士和他的團隊發現，近四成思覺失調症患者表示，他們時時刻刻或多數時候都很快樂。這些患者感受到的幸福感等級和疾病的嚴重程度無關，而是和正向心理因素有關，像韌性、社會參與、樂觀和掌控力。在一個又一個病人身上，我發現在疾病中找到健康，在哀傷中找到快樂，在壓力中找到力量是可能的。

畢業後，我重返工作崗位，腦裡充滿解決老問題的新方法。我開始向醫院人員講述如何同時管理壓力和增強力量——不單在患者身上，也在他們自己的生活中（醫護人員是公認全國「壓力最大的工作者」）。兩個月後我推出部落格：PositiveDescription.com，目標是將一些有科學依據的資訊提供給那些沒

1. 譯註：實證醫學（Evidence-Based Medicine, EBM）是一種醫學診療方法，強調以流行病學、統計學等方法，將龐大醫學資料庫中的相關訊息進行分析並獲致結論，據以制定最佳醫療決策。

時間讀科學期刊，但又渴望從最新研究中獲得可行及可靠見解的人。部落格的貼文迴響顯示，有太多人渴望擁有更多的生活意義、人際連結和參與。

如今，我視自己為一名正向精神科醫師，對於促進病患的正向心理健康以及解決他們的問題有著同等關注。在我的臨床實務中，我對病人的幸福感、心理韌性以及病理鑑定、症狀的減輕同等重視。我相信活力是幸福的要素，日常韌性的核心。我也相信活力是一種可以學習、實踐的技巧。

在許多情況下，我的建議和普遍觀念背道而馳。當代對自我關注的強調，牴觸了有意義的人際連結、他人導向（other-oriented）的行動能使人強大的研究。我們被告知要活在當下，尋求愉悅，避免各種不適。然而，能讓我們感覺在生活急流中站穩腳步的是，當我們學習、成長和自我挑戰的時候。

除了擷取最新的研究，我的許多建議都是多年來我和無數患者共事、聆聽他們的故事的成果。我的建議也反映了我身為母親、妻子、姊妹、朋友以及一個從大學開始接受治療的人的觀點和體驗。

每個人都該對底下幾句話有正面回應：

我期盼著每一天。

我幾乎隨時都很靈敏、清醒。

我有精力、有精神。

我感覺生氣蓬勃、活力滿滿。

第一篇

培養活力

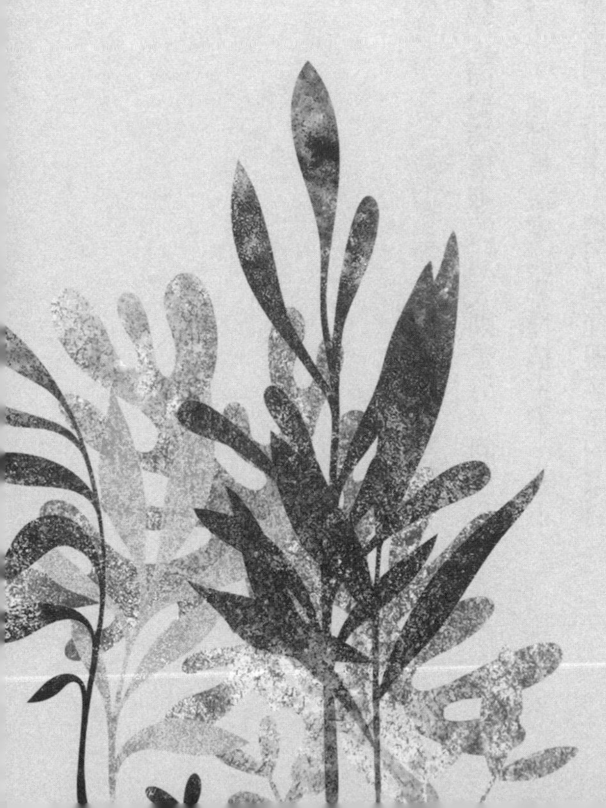

第1章　鞋裡的小石子

據說最糟的生病時間是七月，這時會有一批新的實習生湧入教學醫院。雖然這些實習生在醫學院獲得了實務經驗，面對病房裡的病人則是另一回事。這些年輕醫生必須獨立作決策——有大有小。他們得決定開哪種抗生素，要不要進行電腦斷層掃描，如何讓代謝失調患者穩定下來，還有如何與焦慮的家屬交談。

二〇〇〇年六月底，當我從醫學院畢業，瞬間升格為「醫學博士薩曼莎．博德曼」讓我信心大增。多年來穿著白色學生短袍，這時終於可以換上長袍，自豪地走在醫院走廊裡。

我做為新任博德曼博士的蜜月十分短暫。我到職的第一個夜班，護理師就呼叫我。有個病人去世了，需要醫生填寫死亡證明，這事我以前只做過一次。此外我也有責任通知家人，向他們解說，如果他們要的話可以要求驗屍。當然，沒人**想要**驗屍，因此我得小心措辭。

我的呼叫器又響了。另一個護理師告訴我，我必須從一位高燒一〇三度（華氏）的白血病患者身上抽取血液檢體。

「馬上來。」我說。

當呼叫器又一次通知我，是第三個護理師，他擔心一個病人心跳忽然加速。至此，我自己的心率也在上升，而需要我關注的患者名單只會越來越長。最初成為「博德曼博士」的興奮感消失了。冒牌貨症候群開始作祟，我感覺自己像個身穿醫生袍玩換裝遊戲的騙子。我臉頰通紅，淚水刺痛眼睛。我喝了一大口微溫的黑咖啡，咬了口當天稍早塞進口袋的甜甜圈。

要是病人處於心臟危急狀態，我就有把握怎麼做。我會立即採取行動：檢查病人的脈搏和呼吸。如果患者情況不樂觀，我會打專線通報快速反應小組（Rapid Response Team），病人心跳停止了，然後開始做胸部按壓急救。我受過處理重大緊急狀況的訓練，但眼前是接二連三飛來的小挑戰。

「讓你力竭的不是你要爬的大山，而是你鞋裡的小石子。」拳王阿里曾經說過。

我對付得了一塊巨石，但是如雪片降下的小石子讓我難以招架。

在許多病人的故事中，我聽到第一晚實習工作的回聲。他們告訴我，他們的心好累，感覺像被人同時從一千個不同方向拉扯。儘管他們的排程滿滿的，他們仍渴望真正的滿足感。當我要他們用一個字眼來形容自己的心理狀態，他們的回答是「枯了」、「竭了」，甚至「死了」。

「我感覺不是溺水，」一位四十出頭的病人向我解釋，「我努力讓頭浮在水面上，可是海浪很大，濺得我滿臉。」

另一名患者概括地說，「每天都感覺像是週日晚上——充滿恐懼、空虛。」當我要他用一個字眼形容他的心情，他想了一下，回答，「很無力。」

另一個患者引用洛威爾（Robert Lowell）的詩句來表達她對繁瑣日常生活的憤怒：「心如何能承受？」

小石頭可以擊垮你

確定一個人是否臨床上患有抑鬱症可不是一種隨意決策。精神科醫師必須遵循DSM（精神疾病診斷與統計手冊）規定的嚴格指導原則，在下列九種症狀中發現至少五種，且持續至少兩週：

1. 一天中的大部分時間都感到沮喪，且幾乎每天如此；可透過主觀報告（例如感到悲傷、空虛、絕望）或他人的觀察（例如老是淚汪汪）來表示。
2. 在一天中的大部分時間，從事所有或幾乎所有活動時，都感到興趣或愉悅程度明顯降低，且幾乎每天如此（依自述或觀察所示）。
3. 沒節食卻體重顯著減輕，或體重增加、減少，或食慾增加。
4. 睡眠障礙。
5. 幾乎每天都有心理運動性（Psychomotor）躁進或遲滯（他人可觀察

到，而不只是主觀的不安、遲緩感）。

6. 倦怠或喪失活力。
7. 思考或集中力減弱，或猶豫不決。
8. 幾乎每天都有無價值感、多餘感或不當的內疚感。
9. 對死亡的反覆思索（不只是對死亡的恐懼）、沒有具體計畫的重複自殺念頭、企圖自殺或具體自殺計畫。

我列出這些準則，不只因為我想讓讀者了解抑鬱可以表現在許多方面，也想強調，當你或你的親人符合這些條件時尋求專業協助的重要性。多年來，我曾診斷、送醫治療過許多具有上述所有症狀的患者，但也有許多人具備「近乎確診」（almost diagnosis）的條件——臨床上未達精神疾病標準，但缺乏正向心理健康。

我的私人診所剛開張時，我收治的新病患大都處於轉折點。他們來尋求協助，以便評估重要的人生抉擇，或者想釐清一段關係，或者正面臨重大轉變，通常是在失親之後。他們日常生活中的長期問題並沒有成為關注焦點。如今越來越多病人為了日常生活中的波折起伏來找我。他們累垮了，被日常瑣事折騰得疲憊不堪。女性似乎感觸最深。接受調查的女性有將近一半表示她們經常承受日常壓力，超過四成表示她們覺得自己時間不夠用。她們的生活沒有停靠站，待辦事項清單似乎沒完沒了。而欠缺活力往往加大她們的壓力。病人通常只能無奈嘆氣，「人生大概就這樣吧。」

日常生活中的紛紛擾擾——深植在每日生活中的各種惱人、引發焦慮、令人氣餒的經歷，是壓力的重要來源。看似微不足道的小事——和孩子或伴侶間的爭吵、突然提前的工作截止日、約會遲到、錯過火車或處理電腦故障，都是原因。一項調查結果顯示，看新聞和搞丟手機也在最讓人焦慮的十大日常事件當中。就連在附近咖啡館排隊久等，或者早晨淋浴沒有熱水，都足以讓人心情大壞。

我們都知道犯不著讓小事毀掉一分鐘，更別說一整天了。我們試圖把這些日常煩惱看成無足輕重，或者「先進國家的特有問題」。我們告訴自己，從長遠來看它們並不重要。但並非如此。

許多人認為，離婚、配偶死亡和失業等人生重大事件是造成壓力的最致命因素，但加州大學柏克萊分校的一項研究證實，所謂的微壓力源（microstressor）才是我們需要注意的：「這類壓力源被視為稀鬆平常，而且被認為不如一些較劇烈的壓力源重要。臨床和研究數據顯示，這些慢慢累積作用、比較欠缺補償性正向體驗的『微小壓力因子』可能是強大的壓力來源。」出現在日常生活中的各種挑戰對一個人身心健康的影響不容低估，而且實際上比人生重大事件更能預警人的健康。

研究員理查．拉扎勒斯（Richard Lazarus）是最早認知到相對小的事件足以產生極為強烈影響的人之一。他認為，潛在麻煩是否會演變成實際的麻煩，取決於加在一個人身上的總體需求，以及他對自己擁有多少能耐可滿足這些需求的感知。因此，如果一個人本來就感覺負擔沉重，那麼一個通常會被無視或忽略的事件，例如鋼筆漏水、沒搭上地鐵、咖啡灑了——就會呈現出一種消極得多的調子。如果一個人感覺自己很強大，這類煩惱就可能被輕鬆帶過，或根本沒被發現。

在另一項調查中，受測者被要求在日記中寫下他們每天的微壓力源，研究結果證實，「日常小壓力不只會對情緒和身體功能產生獨立、立即而直接的作用，進而影響幸福感，還會在接連幾天內不斷累積，造成持續的憤怒、挫折和負荷，可能因而導致如焦慮、抑鬱等更為嚴重的壓力反應。」

即使是慣常的、相對可預測的引發焦慮的情況，也會影響健康。例如，觀看緊張的足球比賽，心臟病發的風險會增加一倍以上。我們的免疫系統也容易受壓力的破壞。即將參加醫學委員會考試的學生，對肝炎疫苗所表現出的反應，不像在輕鬆休假時接種疫苗的學生那麼強。自述日常壓力大的人往往更容易患普通感冒。當健康受測者暴露在含有流感病毒的鼻黏液飛沫中，那些自述每天持續承受壓力的人更容易染病，表現出的症狀也更為嚴重。（為了確定鼻黏液的總量，研究人員必須給每張紙巾上的鼻涕秤重。我真同情那些為了科學進行這種超無趣差事的研究生。）

人不需要研究調查來證明壓力會讓自己和家人朋友間的相處更加困難。

心累的時候，我們會變得更易怒、好辯，較少參加志工團體，對工作也少了參與感。社交場合外的總體幸福感會受影響。人會比平常少睡，多吃，少運動，性生活也少，比平時更常看電視或玩電子遊戲。一種傾向自利和其他非生產性思維和行為模式的引力開始顯現。這些反應對個人和身邊的人都不好。

高標上司與病貓

貝拉在某位內科醫生的辦公室淚崩之後，被他介紹給了我。她二十九歲，在曼哈頓一家服裝公司工作。她和男友喬同住，但他們在一起的時間不多。在工作和定期旅行以外的時間，她說他們「就像夜裡交錯而過的船隻」。在一起時，他們總是為家務爭吵。最近喬在回家的路上忘了買貓糧，於是發生一場激烈爭吵。她把他的健忘看成他已經無心經營這段關係的一種跡象。

來找我時，她的最大抱怨是「我好累。」基本上她很喜歡自己的工作，工作效率也很高，但她總覺得時間緊迫。她渴望找到自己，弄清自己是誰。

「我要的，」她告訴我，「就只是快樂。」但情況每天都在惡化。她的通勤是噩夢一場，因為當初她搬到長島是為了改善「生活品質」，如今只覺格外諷刺。長時間工作、嚴苛的上司和生病的貓占據責任義務清單的最上層。她感到孤立無援，而她和喬這段走味的關係讓她感覺更加孤單。

貝拉很自豪自己不需要太多睡眠。週末晚上她會看MSNBC新聞直到凌晨一點。在週末日，她會倒頭大睡，一天大半時間都待在床上看影片。她說她沒時間運動或下廚。上班時，她大都吃自動販賣機的食物，或者到街頭小餐館買起司漢堡。她很少和朋友碰面，甚至取消了參加大學室友的三十歲慶生，解釋說：「我實在沒那精力。」

某天，她發現自己的駕照過期了，於是在內科醫生的辦公室哭了起來。「那天一開始就很不順，」她解釋，「我上班遲到，貓咪得去看獸醫……加上執照的事。」她很難為情自己竟然為這麼一件「不重要的蠢事」哭了起來。她聳聳肩。「我想大概是壓垮駱駝的最後一根稻草吧。」

貝拉之前沒有抑鬱症發作的病史。她並未面臨重大危機。她沒有被大石頭打倒，但不斷飛來的小石子已變得難以招架。

當感覺受到威脅或不知所措，我們會有一種遠離他人、縮回自己殼裡的傾向。自我關注的想法和行為對我們的祖先十分管用，因為他們的生存有賴逃離劍齒虎的追趕，但這些反應對現代生活不見得有幫助。諷刺的是，人們對日常壓力的反應往往和可以賦予他們力量的方式相反。取消和朋友會面、吃療癒食物、熬夜看電視、不去健身房之類的抉擇可以暫時緩解壓力，卻會進一步消耗活力。

找到智慧和力量的關鍵不在遠離一切，而在學會如何堅強面對一切。多年來，我一直在研究那些向外界尋求支持、建議和靈感來克服日常壓力的人。他們紓解壓力的方式很多樣：

- 他們超越作繭自縛的傾向，用「他人導向」或「外部導向」來取代，這使他們能夠考慮他人的想法、需求和經驗。他們不再那麼堅守自己的抉擇，而較能夠採納、實施有益的建議。

- 他們不會迴避不適感。
- 他們會在擬定計畫的同時保持彈性。
- 感覺脆弱時，他們不會獨自承受，而是和外界接觸。
- 他們提出問題並敞開心胸。
- 他們知道自己的行為會影響他們的感受。
- 他們知道自己的參與和心態一樣重要。
- 他們在人際關係、增進價值和保持參與方面十分努力。
- 他們建立了一個能夠持續不斷強化、激活他們提供保護和支持的架構。

告訴貝拉或任何患者該做些什麼改變，或者該如何生活，都會破壞他們的自主性，而很少能達到預期效果。套用心理學家艾里斯（Albert Ellis）的說法，老是把「應該」加在自己或別人身上是沒有用的。既然她人生中的大量小石子攻勢是免不了的，引導貝拉的關鍵是幫助她找到對付它們的力量和動力。

門診時，貝拉特別關注「干擾」問題，一些讓她氣餒的小煩惱。她經常分享很多「夠離譜吧？」的趣事，例如「昨天，我去星巴克買咖啡和司康餅。等了十分鐘，店員告訴我，最後一個餅被排在我前面的人買走了。夠離譜吧？他幹嘛告訴我？這讓我更氣了。」

由於司康餅的分發超出我的掌控範圍，重提這段經歷只會再次喚醒她的憤怒，我試圖轉移她的注意力，擴大討論範圍。我問她在生活中想要些什麼。貝拉說她想要感覺被愛。她想要有成就感。她想要身心都感到強健。在確定了「什麼」之後，我們轉向「如何」。

有句老生常談，到頭來所有人想要的都是有事做，有地方住，有人愛，至於那是個什麼場景，則因人而異。即使在同一個人身上，這願景也會在一生中發生變化。正如我以前的治療師每當我過於專注於目標時說的——「記住，薩曼莎，這些都只是過程。」

第2章 壓力、倦怠和無聊

我的許多病人都陷入「等了又等」的生活，每天都在檢查待辦事項清單上的打勾欄，同時把自己想過的生活往後延。

「等事情告一段落，我就找機會多跟朋友聚聚。」

「等事情告一段落，我就開始當志工。」

「等事情告一段落，我就去運動。」

「等事情告一段落，我就去參加我很感興趣的那門課程。」

「我覺得我腦子裡開了太多水龍頭。」卡洛琳這樣形容她的典型情緒狀態。她覺得無精打采，沒有靈思。在最近一次身體檢查中，內科醫生告訴她，她沒發現卡洛琳有任何健康問題的跡象。

「妳應該擺脫生活中的壓力。」內科醫生說，說得好像這是確實可行的。

初見卡洛琳時，我發現她活在盤旋等待的模式裡，圍繞著種種對另一種生活的遐想兜圈子。「等這個工作企劃完成，」她告訴我，「我就要重新安排我的生活。」按下神奇的彈出按鈕然後逃離生活的想法很吸引人。她承認有時候她會想像自己被診斷出患有必須長時間臥床的疾病，讓她終於有機會閱讀堆在床頭桌上的書。她可以好好補眠。她會有空和朋友進行真正的交談。她可以給祖母打電話，認真聽她講述那些美好過去的故事，而不是一邊查看電郵一邊回應「喔，喔」。

她覺得非常內疚，竟然希望自己生病。「只有變態才會這麼想。我怎麼了？我需要服藥嗎？」她問。再次顯示，沒有診斷出問題並不表示她感覺充滿活力而健壯。

遺憾的是，日常生活有一種聯合起來和活力作對的傾向。在一項全國性調查中，一群高中生被問到，「你目前在學校感覺如何？」排名前三個答案是

「很累」、「很緊張」和「無聊」。

當我到醫院演講，那裡的員工也常用同樣的字眼來描述他們的日常感受。「氣惱」、「急迫」和「散亂」也經常出現，而這些形容詞都是活力的反面。

當你筋疲力竭，很自然會想找個快速的排解方式。做為實習生，工作了一整晚之後，我最常吃的早餐是清晨五點半從街角熟食店買來的加了煎蛋和起司的奶油卷。我相信只有這樣我才挺得過一上午的排班。當然，諷刺的是，這種速食早餐不但沒能提振我的精神，反而讓我感覺更糟。在十五分鐘內，碳水化合物引起的血糖飆升將不可免地下降，導致嗜睡和懶散。學術期刊上充斥著似是而非的關於幸福的研究論文：為什麼那麼多人不去做那些能讓他們感覺更美好的事。煎蛋起司三明治很美味，且能保證帶來持久的滿足感。但我們都知道，你吃下最後一口的瞬間，滿足感也就消失了。如同許多別的短暫放縱，一頓速食早餐並不能持久地提振精神。

靈魂的棉花糖

每一天都有無數場景，在當中我們誤判了什麼東西能補充、強化我們的元氣。在辦公桌前忙了九小時，又花了一小時回到家，也難怪妳就只想癱在沙發上。朋友打電話邀妳去見她的新男友，妳拒絕了，因為妳沒那精力。整晚待在不燒腦的電視機前就輕鬆多了，而且沒什麼要求。

但是，就像我們以為什麼都不做是最好的放鬆方式，一項名為「有罪的沙發馬鈴薯」的研究調查發現，那些把盯著螢幕當成紓壓方式的人，事後並未感覺比較好。事實上，他們非但沒有放鬆、恢復精神，反而更疲倦，據報告活力也下降了。病人常告訴我，他們在花了一整晚沉迷於電玩或在手機上瀏覽Instagram之後，是如何筋疲力竭。

我把這類消磨活力的活動形容為「靈魂的棉花糖」。第一口味道很棒，可是當你把粉紅色的棉花旋風兩三下吃光，你會舌頭發疼，兩手黏膩。你會充滿糖分和懊悔。除了噁心，你還是餓。

身為精神科醫師，我認為幫助患者在日常生活中盡量減少「空」卡路里的攝入是我的一項重要工作。我請他們剖析自己的一天，讓我一探他們的實際生活：什麼東西能吸引他們的注意？他們如何作決策、分配時間？我問他們有些什麼困擾，什麼能激怒他們。我詢問什麼能帶給他們愉悅、滿足和成就感。我請他們帶我溫習他們的日常活動，告訴我他們的習慣和老規矩。我盡可能去理解他們日常生活中的「行為」。最後，我會很有興趣和患者探索以下幾個問題：

- 他們的日常行為有沒有反映那些他們看重的東西？
- 他們的行為是有意的嗎？還是說「就這樣發生了」？
- 他們有沒有做能讓他們感覺強大的事？
- 他們是否會作一些能強化、增進活力的抉擇？
- 他們是否會體現自己所關心的事？

我相信，活力是透過具有成效、有意義的行動來培養、增強的：進行良好的交談，幫別人的忙，出去散步，讀一篇有趣的文章，然後打電話和朋友討論。這些平凡的經歷和微時刻（micro-moment）是日常韌性的基石。它們是他人導向的。它們是外部導向的。它們是行動導向的。它們不是內在的，不是個體的，也不需要持續的自我沉溺。正好相反，它們需要參與和互動。

活力關係到和你周圍的世界產生交集，參與其中。意思不是說你得請一年假去發現自己。它不需要你做出劇烈改變。你不需要陷入自我反思。你不需要徹底檢查你的存在，或者重塑你的生活，或者等你周遭的混亂平息下來。這些簡單的行為轉變可以輕易成為你日常生活的一部分。

那些懂得靈活優雅地處理日常生活中的波折起伏的人，是打破自我沉溺外殼的大師。他們善於克服退縮、沉溺於內心深處想法的誘惑。這通常意謂著必須去做違逆他們心意的事。他們離開沙發。他們和朋友碰面。他們放下手機。他們的做法是把自己的價值擺在首位和中心，作出審慎的抉擇，構建自己的生活，以便作出更健康、有意圖的取捨。

和新病人見面時，我會讓他們列出他們生命中最珍視的三件事。許多人說，「我很重視當個好爸媽……好伴侶……好兄弟姐妹……好兒子或好女兒……好朋友……」許多人告訴我，他們重視自己的健康、志工服務、學習新事物和做個好人。接著，我會讓他們填一張圓形比例圖，寫下他們實際上做了什麼，以及如何度過一天的時間。他們往往驚訝地發現，他們花了許多時間——包括空閒——回覆電郵、上網、更新Facebook和查看Instagram，儘管這些活動根本談不上是他們的優先要務。

這個練習背後的概念是，鼓勵他們在關心的事和實際做的事之間有更多重疊。我注意到，患者走得越勤快，就越不受小石子的困擾。許多人的步伐多了幾分輕盈。

鼓勵人們思考自己真正看重的東西能調整他們的視線，轉移自我關注。研究顯示，肯定自己價值觀的練習，在創造正向社會情感以及行為方面能產生長久的好處。把自己的價值觀放在首位和中心的人不僅更能順應他人的需求，他們確實能建立更好的人際關係。此外，讓價值觀成為生活中更明確的一部分，可以提高解決問題的能力，有助於處理壓力。在學期開始時寫下自己價值觀的用功學生，在學期結束時成績更佳。花點時間思考對你而言很重要的事，很適合作為在進入任何高壓力工作環境之前展開的策略。

內省帝國主義

這個練習能真正讓我們了解，日常行為有多重要。人們通常認為，思想支配著我們的存在，因此，幸福感始於心靈。人們來接受治療是為了提升自我意識，深入了解自己腦子裡在想些什麼。他們希望獲得洞察力和發現自我。柴契爾夫人（Margaret Thatcher）的著名語錄正抓住了人的思想萬能這個觀點。

當心你的想法，因為它們會成為言語。
當心你的言語，因為它們會成為行動。
當心你的行動，因為它們會成為習慣。

當心你的習慣，因為它們會成為你的性格。
當心你的性格，因為它們會成為你的命運。
我們想什麼，我們就成為什麼。

這種思維方式也影響了大部分的治療程序。治療師和患者一起努力，以便深入了解他們是誰，他們想要什麼。透過闡釋和反思，患者開始作出他們渴望的生活中的變革。但是，這種被保羅・瓦赫特爾（Paul Wachtel）稱為「內省帝國主義」（insight imperialism）、排除一切的對內省的優先強調，欠缺了日常行為和生活模式的必要作用。

思考和談論問題無法讓你更進一步。你可以在你的內在世界一直反思到想吐，但真正塑造你的是你在現實世界中的行為和經歷。

事實上，我們做什麼，我們就是什麼。

第3章 小r韌性

最近的兩次對話讓我了解到，resilience這個字充斥在我們的文化當中。首先，我的美髮師要我試用一種新的「增强韌性的洗髮精」，然後我的獸醫提醒，我的狗Panda碰上其他狗狗時需要多點韌性（她很容易受驚）。

然而我在醫學院學習成為精神科醫師的期間，心理韌性的概念幾乎沒被提及。當時，人們不認為復原力是一種可以學習或培養的能力。當時的普遍觀念是，如果一個人遭逢創傷或失親卻能應付自如，這人要麼異於常人，要麼是拒絕接受現實。如果一個寡婦沒有表達「足够」的傷痛，大家會認為她冷酷無情，不然就是在逃避喪偶的殘酷現實。在我們的文化中，「開心寡婦」長期以來都是八卦和猜疑的對象。懸疑小說中的偵探教會我們，要監視一個寡婦有沒有偷偷尋歡作樂，以防她就是那兇手！

在我的訓練期間，我學到，凡是經歷人生重大事件的人，都需要某種形式的臨床介入措施，來處理他們的痛苦，無論是藥物治療或諮商，但研究顯示，根本不是這麼回事。心理學家博南諾（George A. Bonanno）發現，除了一些短暫的中斷，多數人都能在各項功能受到最小衝擊的情況下，順利度過艱難的經歷。他們還能去工作。他們的人際關係不會受損。他們仍然有能力體驗正向情緒，例如感激和愛。他們能繼續過自己的人生，迎接新的挑戰。總之，他們好得很。

博南諾的廣泛調查涵蓋了經歷過九一一恐怖攻擊的個人、受SARS疫情影響的香港居民、長期生活在壓力下的巴勒斯坦地區居民，以及許多失去人生伴侶的人。值得注意的是，在所有面對創傷和失落的反應中，心理韌性是最常見的。與其說異於常人，不如說很普通。

我把這稱為「大R韌性」（Big R resilience）——這類韌性指的是「面對逆境、創傷、災難、威脅或重大壓力源時適應良好的過程」。

針對前戰俘和遭受嚴重心理創傷的一般倖存者的調查，讓研究人員找到許多可以幫助人堅持下去的要素。這些個人心理韌性要素包括：

- 擬定實際可行的計畫並付諸施行的能力；
- 對自己抱持正向觀點；
- 對自己的力量和能力充滿信心；
- 溝通和解決問題的能力；
- 處理强烈情緒和衝動的能力。

「大R韌性」是指從相對罕見的重大創傷事件中迅速恢復。精神科醫師更需要關注的是「小r韌性」，也就是讓我們能夠應對日常瑣事的韌性。正如俄國劇作家契訶夫指出的，「任何笨蛋都能應付危機——把你拖垮的是日常生活。」一項針對一千兩百多人進行的調查得出結論，那些報告每天遇上大量麻煩的人，他們的死亡率是那些報告每天發生較少麻煩的人的三倍。尼采那句舊名言：凡殺不死我的，必使我更强大；就到此為止吧。

人有兩種：魔鬼氈vs鐵氟龍

困擾一個人的事情可能不會困擾另一個人。出門遛狗可以被視為煩惱或樂趣，取決於天氣、時間、遛狗者對狗的感情，當然也包括他對使用撿便器是否有障礙。如同美醜，煩惱也是見仁見智。

個人對各種刺激的反應也存在差異。有些人較容易慌亂或屬於「被動反應」（reactive）型——心理學者和精神科醫師用來形容那些反應較為負面的人。當事情不如他們的意，被動反應型的人較可能責怪自己，變得更沮喪、退縮，更覺得不知所措。他們也往往更難排解自己的負面情緒。一次惱人經歷的餘波往往在事後仍然縈繞不去——例如和同事爭吵或遇上塞車，可能會毀掉一整天……甚至不止。

大衛．阿梅達教授（David Almeida）把人分為兩種類型：魔鬼氈和鐵氟龍。「對魔鬼氈型的人來說，壓力源發生時，它會黏住他們；他們會非常不安，一天結束了，他們還在鬧脾氣，一肚子火。」他解釋，「至於鐵氟龍型，當壓力源發生在他們身上，它們馬上就滑落了。到頭來承受健康苦果的是魔鬼氈型的人。」在一項為期十年的研究中，賓州大學的阿梅達教授和他的團隊發現，那些容易當下覺得難過，而且繼續在負面情緒中打轉的人，較可能有後續的健康問題，如疼痛、關節炎、心血管併發症和心理健康問題。

有位研究科學史的朋友告訴我，十七世紀的科學家認為，人感到難過時，他們的血液真的會沸騰。現在我們知道，我們的血液並不會煮滾，可是當你遇到壓力源，的確會產生一些生理變化。你會心率加快，血壓升高，分泌皮質醇。如果令你難過的事一直盤踞在你腦中，你的身體也會維持這種壓力反應。

就像魔鬼氈，壓力也會黏住你。此外，壞心情影響的不只是你的心理狀態。負面情緒還會影響行為，並可能導致身體活動減少、飲食不當、社交退縮、逃避和睡眠中斷。而且血液沸騰的副作用更是超出了當下。聽來或許荒謬，但從你今天收到停車罰單的反應可以推測你十年後的健康狀況。

為什麼有些人就是特別容易激動？人的氣質當然起到一定作用。情緒系統高度敏感的人會產生更頻繁、强烈的負面情緒反應，經歷的時間也更長。而感覺體力耗盡、沒精神和心灰意懶也會放大壓力反應。

我們都知道不順的一天是什麼樣子——混亂、麻煩不斷、衝突、負面想法和壞消息，後面還有一大串。可是，究竟是哪些因素讓我們提起精神、繼續前進？羅徹斯特大學研究人員探索了這些問題，找到三個答案。（難以置信的是巧克力沒被列入考慮）增強活力有賴於以下三個基本心理需求的提升：

1. **自主性**是一種感覺你是自己行為的創造者，可以自由作出自己選擇的體驗。它是感覺被控制或者像顆卒子的反面。自主性可以防止沮喪和不滿的情緒。它關係到主動先發（proactive），提前規劃，作出反映你價值觀的決策。
2. **勝任感**是一種在你所做的事情中感覺到有成效的體驗。帶來這種體驗的活動可以大到像完成一件有意義的方案，或者簡單到像鋪床或從事一項嗜好。勝任感可以防止絕望感。
3. **關聯感**是一種感覺和他人緊密連結的體驗。參與有意義對話的人越多，大家越是感到被理解、被欣賞，他們就越會覺得自己和伴侶或朋友的關係密切。

根據德西（Ed Deci）和萊恩（Richard Ryan）提出的自我決定論（self-determination theory），這三個基本需求對人類的成長、完整性和健康至關重要。這些需求的滿足揭示了一個不怎麼令人意外的發現，也就是，比起工作日，人們在週末總是比較快樂，因為週末提供了更多機會可以從事有利的社交互動（關聯感），以及較少義務性、較多主導性的活動（自主性）。（在一整週的週期內，勝任感似乎是相對穩定的。）如果在一週當中，你有意地參與一些可以增進自主性、建立更充分的社會連結的活動，你體驗到的「週末效應」通常會少一些，對週一的恐懼往往也會減少。

初見吉娜時，她讓我想起小熊維尼卡通裡的Eeyore，愁眉苦臉的。她告訴我她天生如此，她和她母親一樣——老是擔心、緊張，對別人的指責和拒絕異常敏感。如果有魔鬼氈級數，她肯定是工業級的強度。吉娜做了一次線上人格測試，確定她「極度神經質」。她沒質疑這個結論，但認為這是她的命運。一切都支持這觀點，包括一篇雜誌文章，解釋人都有一個情緒定點（set point），幸福感是由基因決定的。「文章說，就算我中了彩票或癱瘓，也會在幾個月後回到同樣的不快樂水平。」她回想。

吉娜來找我是因為她有睡眠問題，而不是因為她有興趣或相信她能改變。其他醫生建議她冥想、做瑜伽。她試過了，但聲稱冥想會讓她更焦慮，而瑜伽會讓她背痛。一位醫生建議她把臥房裡的電視機移走，吉娜說這做法簡直「瘋了」。影音設備讓她心煩。

我採取不同做法。我沒有把重點完全放在吉娜能做些什麼來減輕壓力，而是讓她思考一些能讓她更有掌控感、更能和人連結、感覺更有能力的活動。關鍵是這些行動必須是對她具有意義而且是她自己提出的。

我們討論了各種可能性，她決定開始養成一個從「關機」時間開始的夜間習慣，來管理她的睡眠。晚上九點，她會把臥室電視的遙控器和手機移到廚房。吉娜還決定中午過後就不再喝健怡可樂或咖啡。她還提出要加入晨跑團體，並設定了六分鐘跑一哩的目標。

吉娜的夜晚很快獲得改善，連白天也變好了——因為她不但得到更多睡眠，還參與了許多活動，滿足了她對自主性、勝任感和關聯感的需求。她的心情變得開朗，對種種惱人的事也不那麼敏感了。基因骰子的滾動或許給了她魔鬼氈的氣質，但她一天天變得更像鐵氟龍。基因當然在塑造我們方面起了作用，但從吉娜的案例可以看出，我們不只是基因的產物。我們運用時間的方式影響了我們是誰。

大題小作

關注患者內心深處的想法和感受，加上藥物管理，是我多年來的首要治療策略。我鼓勵患者反思，來深入了解自己以及自己的內在衝突。當我治療抑鬱、焦慮或只是壓力過大的人，我會認為問題存在於患者的大腦或心中。

對那些苦於管理日常瑣務的人，我把重點放在減壓。我們會仔細討論困擾他們的問題，來幫助他們盡可能減少衝突，避免惡化。根據需要，我會開

Ambien解決睡眠困擾，開Effexor加上一點Klonopin處理恐慌或焦慮問題，也會針對抑鬱症狀開立Wellbutrin。

我很喜歡的兒時看護有個標準反應，我至今仍清楚記得。每當我因為一些事——例如，我在二年級耶誕節選美比賽的歌唱部分被別人超過——表現得好像世界末日快到的樣子，她就會翻白眼，說：「薩曼莎，不要小題大作。」

在治療中，我試圖做相反的事。我的目標是大題小作。

魔鬼氈型的人，例如吉娜，沒學會這個道理。遇上艱難或不明確的狀況時，他們的反應往往是放大它的負面可能性。精神病學者稱這叫「災難化」（catastrophizing）。例如，想像一個女「災難控」（catastrophizer）正在進行求職面試，二十分鐘後面試官突然停下，謝謝她來，然後走了出去。這時災難控的反應可能是，認為（a）面試官肯定討厭她，（b）剛才關於她的缺點是什麼的問題，她答得太糟了，（c）她一定說錯了什麼，冒犯了面試官。負面想法的漩渦緊接著湧上，直到她終於相信自己絕不可能得到這份工作——或任何工作。

被面試者把最壞情況想像得太生動了，以致她確信事情就是如此，後來也沒寄電郵給那家公司，表達她有興趣在那裡工作。沮喪之餘，她也沒有參加當晚該公司為潛在員工舉行的圓桌會議。就這樣。

在我的訓練中，我了解到挑戰災難化的最佳方式就是幫助患者認清，他們相信的不一定正確，並且提出其他可能的解釋。面試表現不佳肯定是有可能的，可是對於面談突然結束還有其他合理的解釋。也許排定的面試時間就只有二十分鐘。也許面試官的貓的毛球症需要緊急處理。也許面試官對她很滿意，因此很快結束面談。

是對事件的**解讀**，而不是事件本身——引發了一連串災難性想法和滾雪球般的負面情緒。重點是幫助患者認識到，她的感知可能被扭曲，她面對的山實際上是一座小丘，或者頂多是快樂山，而不是珠穆朗瑪峰。

關注個人和他或她的問題有其價值，但如果精神科醫師只做這些，恐怕不夠周全。患者感覺自己有多強大也很重要。哈佛大學公共衛生學院（Harvard School of Public Health）的一份報告詢問人們，是什麼讓他們在面對壓力時感覺強大，受訪者指出許多能給予他們力量的活動。處方藥和專業協助也上了榜，但都是墊底的。

經常進行戶外活動排在首位，其次是從事嗜好活動和經常運動。其他被列舉的獲得力量的活動包括一夜好眠、吃得健康、和家人朋友共處。無論是內向或外向型，人們通常都能從和他人相處中獲得動力。

該研究中其他經證實有效的提高情緒的方式包括：

- 為他人做點什麼；
- 為自己以外的事做出貢獻；
- 學習新事物；
- 做些有創意的事；
- 四處走動或運動；
- 做自己最擅長的事。（人在一天當中運用自己力量的時間越多，他表現憂慮、壓力或悲傷的可能性就越小。）

過去一個月曾經歷「巨大壓力」者
所從事降低壓力水平活動之有效性

過去一個月曾經歷「巨大壓力」、報告從事某活動並回答「是的」該活動有效性百分比……

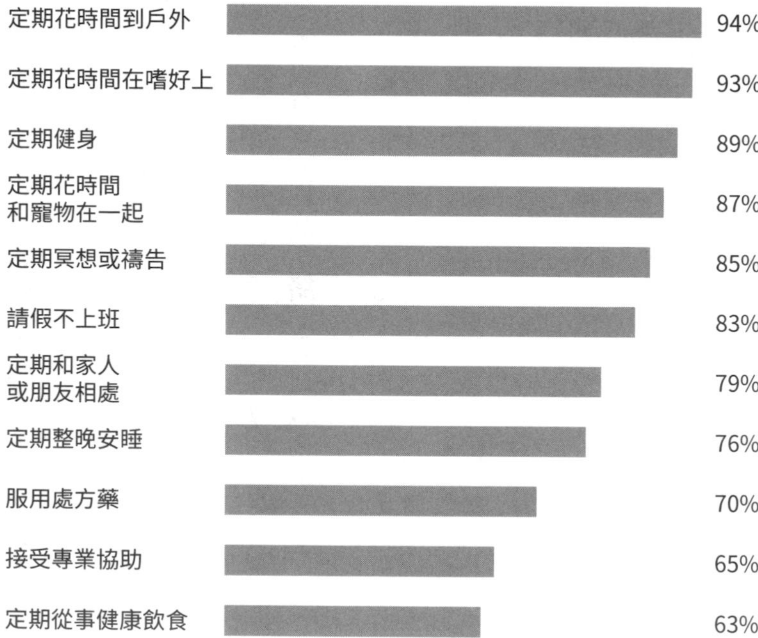

因樣本數不足而未列入之項目：花錢請人處理家務；遵循正規自學課程。

Harvard Opinion Research Program Survey Series. The Burden of Stress in America (conducted by Harvard School of Public Health from March 5 to April 8, 2014, in partnership with NPR and the Robert Wood Johnson Foundation).

總的來說，構成「美好一天」的行動是活潑、投入的，較少涉及個人反思，更多的是參與和連結。日常生活中的很多幸福感，都不是人光在腦子裡想就能得到的。這些促進成長、建立正向對策的日常機會和活動可不是「生活花絮」，而是日常韌性的有效成分。小r韌性或許小，但它的作用可不小。

第4章 人會改變

人類是誤以為自己是完成品的不斷改進中的作品。現在的你，和以前那無數的你一樣，都是轉瞬即逝、短暫多變的。人生唯一不變的事就是變。

——丹尼爾．吉爾伯特（Daniel Gilbert）

人多半都會想在生活中作出改變。正因如此他們才會走進我的辦公室，這可不是件容易的事。但隨著治療的推進，患者往往在面對必須實際作出改變的艱難過程中遇上瓶頸。他們往往更關心他人的變化，而不是為自己本身帶來任何變化。

「我就是我。」他們執拗地堅持。

這話我已聽過無數次了，加上一句俗語，「老狗學不會新把戲。」這些說法證明了一種固執心態和錯誤的信念，也就是我們的才智、技能和性格是一成不變的。社會給我們貼標籤，我們也給自己貼標籤。一個孩子被告知他是個好聽眾或壞聽眾。一個高中生認為自己的數學很好或很糟。等到我們長大成人，這些標籤已深植在我們的自我意識中，成為我們自我認同或自我概念的一部分。

然而，相信一件事不代表它是真的。我的狗 Schnitzel 最近發現了她跳呼拉圈的才藝，所以老狗可以學會新把戲。我曾經試圖說服一個自稱工作狂的人在年底前利用她的假期。「我不是那種人，」她回答。由單親媽媽撫養長大讓她有一種堅定的工作觀。她母親常告訴她，如果她想成功，就必須比別人更努力。這給了她一種很棒的敬業態度——連同一種過於僵化的自我意識。

就像這位工作狂患者，許多人對自己**不是**什麼有一種強烈的執著：

我真的不是一個想走入戀愛關係的人。

我不是一個喜歡交際的人。

我不是擅長運動的人。

我不是早起的人。

我不是那種會道歉的人。

這都是我從病人那裡聽來的台詞，後面常跟著一句，「這就是我。」還一邊聳聳肩膀來強調這種堅定看法。這樣的表態意在展現自覺，但事實上，它們只是被緊抓不放的信念；累積了一輩子的習慣、選擇以及讓它們更為強化的各種經歷的產物。

病人並不是唯一抗拒改變這種想法的人。一九六〇年代初以前，多數科學家認為成人的大腦是完全成形、固定不變的。神經可塑性——大腦形成新連結的能力，和神經新生——大腦神經元再生的能力，被斥為空想。如今我們知道，大腦在人的一生當中會不斷重組，並對不斷變化的需求和情況作出反應。

倫敦計程車司機大腦的變化提供了一個有趣的例子。不同於其他城市的同行，倫敦計程車司機必須記住數千條街道的名稱和路線，才能通過一項被稱為「知識大全」（The Knowledge）的難度極高的執照檢定。二〇一一年，倫敦大學學院研究人員決定調查這種訓練對大腦的影響。他們在「知識大全」檢定應試者開始漫長的訓練過程之前掃描他們的大腦，然後在他們取得執照資格後的三到四年內再次掃描。造影研究顯示，熟記倫敦地圖之後，司機的海馬迴——大腦中和記憶有關的部分，明顯增大了。在那些沒取得資格，或者沒有準備應考「知識大全」者的大腦中，則沒有觀察到類似的增長。學習新事物會在大腦中生成新連結。這些路徑的形成是為了幫助我們適應、回應各種挑戰以及任何必須面臨陌生狀況和環境的狀況。

大腦有巨大自我重組能力的這個事實突顯了一種可能性，也就是我們在一生中都必須作出改變、重新思考並創造自我。一項跨越六十三年的研究揭示了這種變化會有多麼巨大。研究人員發現一群曾在一九四七年接受教師評估的蘇格蘭老人。當時他們的老師必須對當時還是十四歲學生的他們進行六項性格特徵的評分：自信、毅力、情緒穩定、責任心、獨創性和上進心。六十多年後，研究人員讓這些七十七歲老人加上一位親友針對他們的這幾項特徵進行評分，結果重疊極小：十四歲時的他們和七十七歲時的他們幾乎無關。

捨棄「人本來就這樣」的觀念有助於減少抑鬱和焦慮。那些接受過神經可塑性主題的課程，學到人格特質並非固定不變的高中生，比那些沒有的學生具備更好的面對壓力的能力，更有自信，成績也更好。那些對成長持開放態度的人，也是最有可能成長的人。他們相信興趣和熱情不是天生的，而是可以培養的。

生活經歷顯然塑造了我們的性格。當心理學者討論人格特質，他們經常提到「五大因素」：對經驗的開放性、責任心、外向性、合群性和神經質。這五種特質的獨特組合被認為是形成個人性格的核心特徵。

穩固的人際關係會增進責任心、合群性和外向性，減少神經質。較高的工作滿意度會降低神經質，增加外向性。我們也可以透過經常從事那些能反映我們想要的特質的行為，來積極改變自己。例如，在一項研究中，那些說他們想變得更外向的人採取了蓄意的做法，表現出較外向的行為，像是對陌生人微笑，問收銀員一天過得如何，打電話給一個很久沒聯絡的朋友。在三個月時間裡，他們變得更外向了。同樣地，那些說他們想變得更討人喜歡，並採取具體步驟，以親切可人的方式行事的人，例如替別人開門，請人幫忙時說「請」和「謝謝」，給予朋友或家人真誠的讚美；久而久之，他們也變得更為討人喜歡。多從事身體活動也會影響你的性格。活躍的人往往變得更有責任心、開放、外向而可人。沙發馬鈴薯的情況正好相反。

年齡越大，就越難想像自己是另一種人。正如記者琳賽・克勞斯（Lindsay Crouse）指出的，「我一直認為，人生到了某個階段，多數人都會變得『我就是這樣』。我們的生活圍繞著這東西打轉，不管我們實際上有多少能耐，這念頭讓我們裹足不前。三十五歲時，我認為我『就這樣了』，我不覺得還能在任何方面做出顯著改善，更不用說和身體有關的事了。」

克勞斯決定證明自己是錯的，方法是鍛鍊自己去做「不可能的事」——以前所未有的速度跑馬拉松，來爭取奧運馬拉松團體賽資格。她兩小時五十三分的成績還差一點才合格，但已遠遠超過她對自己體能的預期。不只是透過經驗，我們還能透過努力勤奮，來左右自己是什麼樣的人，並且成為那種人。

認知到自己擁有改變和成長的潛力十分重要，同樣地，容許他人改變也很重要。我們往往會輕易批判別人，把小小的冒犯看成永久的性格缺陷。年輕人尤其容易妄下結論。在走廊被撞一下，或者下課時被排除在球賽之外，學生們會認定「作惡者」是故意傷害別人的壞蛋。那些被教導個人可以改變的學生比較不會用這種方式思考，更重要的是，他們較不會想要報復。把別人歸類或許會讓世事看來很有條理，但也會阻礙我們了解全貌。

我們全都面臨的一個重大挑戰是，要避免光憑著片面知識就對他人作出臆測。我們的大腦有一種把人和事物分類的傾向。有位患者曾在一次初步評估當中向我解釋說，「依我看，大家要麼支持我，要麼反對我。」當我回答，她的治療也包括學著質疑一些膝蓋式反應，抗拒光憑著零星信息就加以排斥或批判的衝動，她認定我這個精神科醫師不適合她。

「精神科醫師的工作不是和病人站在同一陣線？」她問。

我解釋說，精神科醫師的工作是鼓勵患者欣賞複雜性和細微差異，勸他們不要從「我們和他們」的角度看待生活。

分類有時很有用，它可以幫助大腦整理日常生活中的大量刺激。每當我們遇見一個高達腰際、有一個平面和數條腿的物體，就可以推測它是一張桌子——不管是餐桌、邊桌或牌桌。這可以節省時間和精力。但是，對他人進行分類的傾向可能會導致簡化評估，因而抑制理解，降低同理心。史丹佛大學的珍妮佛·艾柏哈特（Jennifer Eberhardt）探索了偏見的根源和衍生後果，發現人們會在潛意識裡把和犯罪有關的物體，如槍，和黑人面孔聯想在一起，老師也更容易看到黑人兒童的不良行為模式。像這樣的刻板印象導致了毫無根據的假設和種族歧視。當你發現自己假定別人懷有惡意，或不願給予別人無罪推定，停下來檢視一下你的臆測。

讓人們給你驚喜

人們常以為古柯鹼或海洛因所引起的危及生命的戒斷症候群最為嚴重，實際上酒精戒斷帶來的死亡風險最大。當我在加護病房（ICU）見到皮特，他正面臨發生震顫性譫妄（delirium tremens）的危險，這是一種嚴重的酒精戒斷症狀。震顫性譫妄通常在長期酒精濫用者停止飲酒兩、三天後發生，而且可能導致癲癇發作、呼吸衰竭和致命性心律不整。如果不進行治療，超過三分之一的DTs患者將死亡。

當時我在「照會—諮商」（consult-liaison, CL）小組服務，負責治療在內科病房同時也接受精神病診斷的患者。皮特長期濫用藥物，在醫院進進出出好多年了。在一年多的時間裡，他沒有多少天沒吸毒或酗酒，因此我們密切關注他的生命徵象，並經常評估他的神經狀態。我們用點滴注射和Librium鎮靜劑讓他穩定下來。幾天後，他的狀況好到可以離開ＩＣＵ，儘管我對他節制飲酒不抱太大希望，因為他一直在康復和復發的旋轉門兜圈子。

後來我們再碰面，皮特已經兩年沒喝醉，有了全職工作，而且訂了婚準備成家。我實在很難相信我在ＩＣＵ認識的那個體弱病人，和站在我面前的壯男是同一個人。感覺到我的困惑，他微笑看著我，說：「人會改變。」

很難確切指出是什麼導致了皮特的轉變。我初見他時，他表現出一種叫做末期獨特性（terminal uniqueness）的信心，一種浮誇的信念，認為他和其他面對藥物濫用問題的人有著根本上的不同。他真心相信自己承受了更多痛苦，他的境況和經歷很特殊，而且不同於其他加入戒酒無名會（Alcoholics Anonymous）的人，他根本不需要戒酒，也不需要做其他人接受的那種治療。「末期獨特性」的「末期」指的是這種想法最終可能是致命的這個事實。我的專業意見是，克服末期獨特性的想法對皮特的康復肯定起了極大作用。見證病人的成長和康復是我職業生涯中極令人欣慰的兩件事。

碧翠絲

學醫的第二年，我遇見碧翠絲。當時她二十三歲，頭髮綁成兩條垂肩的辮子，還紮著大蝴蝶結，樣子很像影集《布雷迪家族》裡的小女兒辛迪。她穿著超大睡衣和毛茸茸的拖鞋在住院部走來走去。有時她會吮吸拇指。當她坐在椅子上，她會把兩腿緊緊盤在底下，看來就像突然縮水了——一種被稱為「邊緣型蜷縮」（the borderline scrunch）的姿勢。

邊緣型精神病患者的特點是情緒波動、自毀行為和不穩定的人際關係。他們往往給人和年齡不符的不成熟印象，並且傾向於認為人非好即壞。前一分鐘他們可能還滿懷感激——「你是我見過最棒的精神科醫師」，下一分鐘他們可能會威脅要向醫學委員會舉發你。這種渴求、拒絕關懷的起伏模式頻頻在他們和家人、朋友及伴侶之間上演。

通常，精神科醫師會盡量避免讓邊緣型人格障礙患者住院，因為他們在這環境下往往情況更糟，變得更加退化，更無法控制自己的情緒。儘管如此，有時住院是不可免的。

我們見面時，碧翠絲是第四次住院。和母親吵架的當中，她抓起一瓶伏特加，把自己鎖進房裡，大喊著要用這瓶酒吞下一整瓶 Tylenol 止痛藥。她母親驚慌失措，撥打了九一一。醫護人員趕到，撞開房門，發現碧翠絲躺在床上，旁邊一只空藥瓶。她反應迅速，告訴他們她吃了一大把泰諾。（後來她的血液檢查沒顯示有乙醯氨基酚中毒跡象。）當她到達急診室，醫護讓她喝了一種木炭粉漿飲料，吸收她可能攝入的有毒物質，接著她的門診精神科醫師把她交到我們手中。她已經逃離好幾個醫生，（「他們很爛，被我開除了。」）並且準備把新醫生也拋棄。她在病房裡惹了不少麻煩。她和一名年輕男病患調情，有天晚上被逮到企圖潛入他的病房，她還指控醫護偷了病人的香菸。

我替碧翠絲找了位新的治療師，並讓她出院去參加一個門診病人課程。對邊緣型患者最有效的治療方法是辯證行為療法（Dialectical Behavior Therapy, DBT）。這種療法側重於培養應對技能，以幫助患者控制症狀。然而，對於一個低功能的邊緣型人格障礙病例，它的預後很難樂觀。我很清楚事情會如何發展，在這情況下，我只有一個想法，「這部電影結局已定。」我估計碧翠絲會一次又一次入院，會有更多自殺行為，而且可能會出現共病性（comorbid）藥物濫用——也許是酒精，也許是苯二氮平類藥物。她會繼續和母親同住，她母親也會繼續承受女兒精神疾病的重擔。朋友會散去，碧翠絲會變得越來越孤立、失常。

幾年後，我在報上讀到一篇關於碧翠絲在食品界成功創業的報導。文章附帶的照片中，她由坐在嬰兒車裡的小孩和她的伴侶陪同。馬尾取代了辛迪式的辮子。文章提到她早期和精神疾病的搏鬥，以及DBT如何改變她的人生。這部電影的片尾有個大逆轉，而我真高興我錯了。

當我們確信自己是對的，我們就看不到其他可能性，也欣賞不到結局。正如一位避險基金經理向我解釋的，「傲慢和自信只有一線之隔……那條線叫做謙遜。」

全面性改變

每當人們想在生活中作出重大改變，普遍觀念是他們應該一次只專注一件事。一般認為，要是他們試圖一次作出太多改變，將會負擔過重然後失敗。患者告訴我，必須等戒菸後，他們才能開始瘦身，或者只要焦慮得到控制，他們就能開始吃得健康。這種「一步步來」的心態嚴重低估了我們在身心健康上同時作出多種改變的能力。事實上，一種全面性的手段的確可以提高**所有**領域的成功率。在一項研究中，一群健康年輕人同時致力於增加睡眠、減少飲酒、加強健身、改善人際關係、提高注意力，健康飲食，結果顯示在許多方面都有顯著進步，包括體力、耐力、適應性、記憶力、標準化測試成績、專注力、情緒和自尊。

研究指導姆拉澤克（Michael Mrazek）解釋，「最近的研究顯示，同時進行兩個或兩個以上的改變往往效果更好，尤其這些改變能夠互相補強的話。如果你能同時增加睡眠，要少喝咖啡就容易多了。我們的介入措施把這理念加以延伸，幫助人們取得相當程度的進步，而這可以形成一個向上螺旋，一個成功支撐著下一個成功。」據形容。這項研究的結果「明白而顯著」，而且有持續性。即使在六週後，受測者仍在各方面都有所改善。這項研究讓我對我們每個人的潛力感到樂觀。

哲學家、心理學家威廉・詹姆斯（William James）說得最好，「想改變生活：一、馬上開始。二、大張旗鼓地做。三、不許有例外。」

第二篇

選擇活力

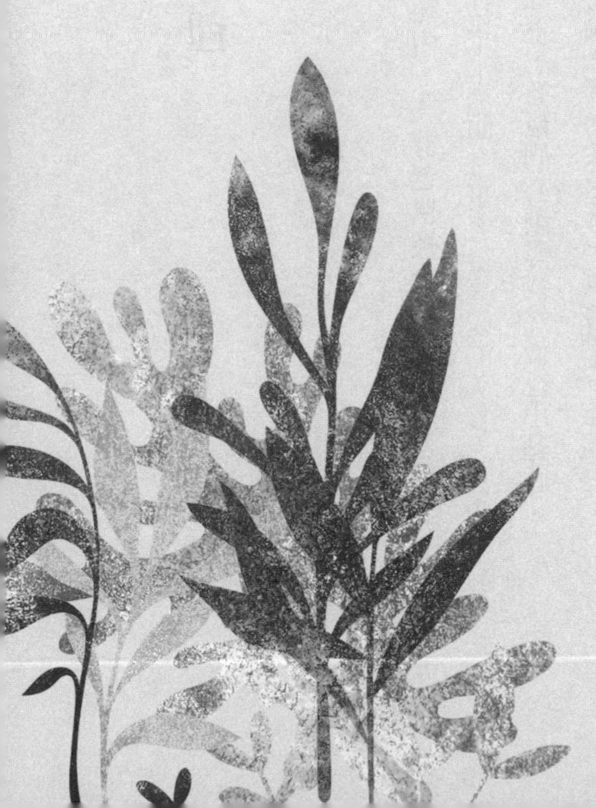

第5章 很難，但是好的那種

在一項我很喜歡的現代心理學實驗中，一群老鼠被分成兩組。連續五週，每一組每天都會得到一個香果圈穀片——擺明了是老鼠喜愛的美食。其中一組的香果圈被埋在籠裡的一堆墊草底下，老鼠們必須尋找然後挖出點心。里奇蒙大學行為神經科學教授蘭伯特（Kelly Lambert）稱牠們「工鼠」。另一只籠子裡的老鼠每天都會直接得到香果圈，這些老鼠叫做「信託基金鼠」，因為牠們基本上每天都會收到一個裝在銀托盤上的香果圈，只差沒有戴白手套的管家。

幾週後，兩組老鼠都面臨一個新挑戰：心愛的香果圈被裝進透明塑膠球裡了。老鼠們可以看見、聞到點心，可是搆不著。（在我看來，這相當於給我一塊鎖在玻璃罐裡的軟心巧克力布朗尼。）結果工鼠和信託基金鼠的反應明顯不同。

工鼠們把球拋來拋去，在籠子裡來回丟擲。牠們試圖將爪子伸進球的開口去抓點心。這些小格鬥家不畏難，不氣餒，即使面對挫折也不肯放棄。信託基金鼠呢？差遠了。儘管牠們顯然很想要香果圈，但牠們投入的精力完全比不上工鼠。事實上，牠們嘗試取得點心的次數比工鼠少了三成，花的時間少了六成。

蘭伯特推論說，由於工鼠在最初挑戰中付出的努力，讓牠們在面對新挑戰時更大膽，更堅持。挖掘香果圈的經驗教會牠們，只要努力，就能克服障礙。用心理學術語來說，為香果圈付出努力培養了老鼠的「自我效能感」（self- efficacy）——相信自己有能力成功的信念。在另一個實驗中，蘭伯特實驗室的一組老鼠面對了不一樣的挑戰，學習駕駛迷你塑膠車——ROV（老鼠操控車輛），來追逐香果圈。學習開車會造成一定壓力，這點從駕車老鼠糞便中檢測到的壓力荷爾蒙皮質固酮的量可以看出。但這項新技能也導致了DHEA（脫氫異雄固酮）的增加，DHEA是一種抗壓力荷爾蒙，是公認的情緒復原力指標。學習一項新技能而且做得熟練，培養了老鼠的心理韌性。

「凡是能讓我們看見努力和成果之間的明顯關聯，而且能讓我們感覺充分掌握挑戰性局面的事物，都是一種有助於建立韌性的心理維他命。」蘭伯特指出。

借鑑老鼠的故事，我們越是努力完成一項艱難任務，就越能積累經驗，讓我們有勇氣面對未來的挑戰，靈活應對新情況。說到人類，蘭伯特擔心我們的日常生活和需要付出努力的體驗之間越來越脫節了。

唾手可得的生活當然方便，但它會不會磨蝕幸福？舒適安逸的生活看似一種最高目標，但會不會日子過得太順利了，反而剝奪了我們建立日常韌性的機會？我們是否選擇了立即的滿足感和放縱的自利快感，而不是一種更動人、最終也更有收穫的挑戰？

有利的逆境

一九一五年，一艘德軍潛艇在愛爾蘭外海用魚雷擊中英國遠洋客輪盧西塔尼亞號，船被擊沉，近一千兩百名旅客淹死，包括一百二十八名美國公民。一百年後，我兒子必須向他的六年級同學報告這次襲擊及其意義。這是一項極具挑戰性的任務，他花了充滿壓力的數週時間來排練這次演說，明白自己將會受到同學的評判。他的用心得到了回報，後來我向他問起這段經歷，他笑著回答，「真的很難，**但是好的那種**。」理論上，盡可能追求快樂、避開不快是有道理的，但事實上，一項任務可能很難、很有挑戰性，甚至很有壓力……**但是好的那種**。

有利的逆境，這說法並不矛盾。羅伯特（Robert Bjork）和伊麗莎白・比約克（Elizabeth Bjork）夫婦的研究顯示，當學生們必須靠自己解決問題，他們會更投入，整體上學習也更有成效。被填鴨式灌輸一些太簡單或直接的資料十分無趣，很容易就忘了。以前我在學校有個朋友說一口流利的西班牙語，她的初級西班牙語卻得了B，因為她在課堂上無聊到出神了。適度的挑戰會吸引學生進入學習程序，引發更深層次的處理過程，讓知識能夠固著。例如，準備考試時，學生通常會選擇溫習筆記或重讀課文的簡單策略。但研究結果顯示，參加壓力更大的模擬測試會更好。就算學生答錯某些題目，查閱正確答案的過程會讓訊息更牢固地植入記憶。

壓力很不受歡迎，但研究顯示，些許壓力實際上對我們有好處。「壓力研究之父」漢斯．塞利（Hans Selye）證明，好的壓力——良性壓力（eustress），是一種強大的動力。良性壓力能促使我們盡最大努力，促成最佳表現。太少的壓力——過低壓力（hypostress），會導致無聊、無成效感甚至抑鬱。當然，只有當我們有足夠的條件——包括能力、耐力、精力和時間，來應對特定挑戰和隨之而來的壓力時，它們才是有益的。

由於近年人們對幸福的關注，很容易誘使人去尋找捷徑來繞過任何形式的挑戰。不幸的是，捷徑往往行不通，而繞遠路才能有所收穫。哈佛和杜克大學的研究人員讓一些學生組裝一個IKEA收納箱，其他學生則得到組裝完成的箱子。然後，兩組人都被問到，他們更喜歡哪些箱子，以及願意花多少錢買下它們。你或許會認為，必須自己組裝箱子肯定會把價格拉低，降低它們的吸引力，然而，比起預組裝的箱子，這些小師傅似乎更喜歡自己的箱子，而且願意為它們支付高出六成三以上的價格。研究人員把這現象稱作「IKEA效應」，來向這家瑞典廠商致敬，因為他們的產品通常需要組裝。而「勞力帶來愛」是他們關於該實驗論文的標題。動手拼裝箱子讓人有勝任感、有能力和自豪。任何組裝過家具的人都能體會這感覺。就算完成的椅子可能有點搖晃，一條腿可能歪了（就別提螺絲起子不穩刮傷了一點塗料了），但你親手完成的事實增加了價值。

需要親自參與的活動能吸引我們。為了證明這點，行銷心理學課程常引用一個故事，儘管它的起源不明。然而這故事引起了共鳴，而且和蛋糕有關，因此我常想起它。一九五〇年代，通用磨坊（General Mills）推出一系列新的預包裝蛋糕組合包，一種方便得不得了的產品。盒子裡裝著所有必要材料——麵粉、糖、奶粉和雞蛋粉。忙碌的家庭主婦要做的就只是加水，攪拌，把麵糊倒進平底鍋，放進烤箱，瞧，美味的自製蛋糕上桌了。通用磨坊的主管們相信，該產品將取得巨大成功，改變女性的烘焙方式。

不過……最新式的蛋糕組合包徹底失敗了。通用磨坊請來一組心理學家，研究為何這種產品沒發揮預期的吸引力。據該小組的說法，問題和蛋糕產品本身無關，讓人**感覺**不對勁的是**過程**。烘焙者欣賞蛋糕組合包的簡單和快速，但不必在過程中投注精力讓他們覺得像個旁觀者，而且空虛。和一般行銷觀念相反，這款產品失敗是因為它**太**方便了。

接下來，解決辦法是讓食品研發人員重新設計食譜。他們拿掉雞蛋粉，要求做蛋糕的人自備一個生雞蛋。打破雞蛋、把它攪拌到蛋糕粉中的具體動作，意味著烘焙者在過程中扮演了更重要的角色。

傳說，當通用磨坊以「只加一個蛋」的標語重新推出該產品，貨架上的蛋糕組合包迅速被掃光——體驗的樂趣戰勝了對便利的迷信的一個完美案例。紐約哥倫比亞法學院法學教授兼作家吳修銘（Tim Wu）在二〇一八年的一篇專欄文章中完美總結了這個信念，寫道，「便利只是目的地，不是旅程。但是爬山不同於搭火車到山頂，即使終點是一樣的。我們正逐漸成為主要關心結果的人。我們正面臨讓我們的大部分人生經歷變成一連串電車旅遊的風險。」

我個人最喜歡的一個結合IKEA效應和出力「加一個蛋」的例子來自我家的廚房。我女兒正在學烘焙，整個上午都抱著攪拌碗奮戰。幾小時後，她坐在桌旁，吃著一塊黃澄澄的奶油蛋糕。我問她味道如何。「這是我吃過最棒的蛋糕。」她宣稱，陶醉在自己的勞動成果中，細細品味著每一口。蛋糕的確好吃，但對她來說，那是甜點史上最美味的烘焙產品。為什麼？因為那是她做的。

多在日常生活中尋找「加一個蛋」的機會。我們往往高估了轉瞬即逝的快樂，忘了從事艱難但也令人滿足的活動所帶來的持久滿足感。工作和陪伴孩子被人們評為最不討喜的日常活動，但也被評為最值得去做的活動。歸結起來，我們和工鼠們並沒有太大不同。

壓力很大……但是好的那種

很多精神病患者已找到艾琳．薩克斯（Elyn Saks）博士所說的「疾病中的幸福感」（wellness within the illness）。薩克斯博士不只是一個客觀的觀察者，她在耶魯求學期間被診斷出患有思覺失調症。他們建議她的雙親重新調整對她的期望，讓她退學，消除女兒生活中可能存在的所有壓力。他們被告知，她不太可能獨立生活、保住工作或結婚。薩克斯和她的家人接受了思覺失調症的診斷，但拒絕接受根據診斷作出的人生預測。

「他們要我找一份商店出納員的工作，」薩克斯受訪時說：「我心想，我是個學生，這方面我很行，而且很喜歡……對我來說，壓力更大的是想起不斷有人要我改變。」

在治療、藥物和家人的大力支持下，薩克斯堅持了下來。她先是大學畢業，接著法學院。如今，她是心理健康法的倡導者，也是南加大古爾德法學院備受尊敬的教授和副院長。她結了婚。她坦率而尖銳的回憶錄《失控的中心：

我的瘋狂旅程》（*The Center Cannot Hold: My Journey Through Madness*）細述了她和精神疾病以及不當治療的搏鬥。

「動腦——是我最好的防禦，」薩克斯說：「它讓我保持專注，它讓惡魔不敢逼近……太多時候，傳統的精神病治療方法把人歸納為一串串的症狀。於是，許多精神科醫師認為，用藥物治療症狀就是治療心理疾病。但這麼做並沒有將個人的優點和能力列入考慮，導致心理健康專家低估了患者在世上可能有的成就。」

消除壓力不是對抗人們對薩克斯前程預測的關鍵。輟學可以消除眼前的壓力，但也會削弱她的潛力。正是和世界的接觸使她獲得了成功。精神科醫師有時會忘記，有意義的事往往會帶來壓力。重要的是，不要剝奪患者擁有他們珍視的經驗，以及他們為之奮鬥的強大潛力。我們的職責是盡力讓他們能想像自己的潛力，幫助他們實現目標，活得生氣蓬勃。

二〇〇九年，薩克斯以她做為法律學者和心理健康政策倡導者的成就，獲得麥克阿瑟基金會獎。該基金會讚揚她「透過學術、實踐以及由一個帶來不凡深度及洞見的人生故事所激發的政策，拓展了患有嚴重精神疾病者的選擇機會。」

快樂在於過程

紐約康乃爾大學威爾康乃爾醫學院心理健康服務部門負責人、精神科醫師理查．弗里曼（Richard Friedman）表示，他擔心當今對健康的強調正在製造不切實際的期望，也就是每個人都該時時刻刻笑容滿面，輕鬆無壓力。「雖然我無法證明，」弗里曼寫道，「但我覺得比起現在的學生，我這一代的人較不容易有倦怠感，原因很簡單，我們本來就預期人生不會一帆風順。」

每年，弗里曼都會對即將入學的一年級醫學生說：「接下來將是充滿挑戰、刺激和壓力的四年……時而焦慮、不知所措，加上倦怠，都是再自然不過的事。事實上，這證明你還活著，而且投入在工作中。」我們感到壓力是因為我們在乎，因為我們很拚命。詩人大衛．懷特（David Whyte）扼要描述了這點：「在戀愛關係、親職還有我們的職業生活中——當我們全心投入、深入參與，我們會受到傷害、感到沮喪和難過。這不是件壞事。這代表你是真誠而用心的。」

在醫學院期間，我曾想像參加了第一次醫學執照考試之後，不知會有多開心。我苦讀了好幾週，參加了無數次模擬測試，研究了間質性膀胱炎和血吸蟲病之間的區別。在關於考試後的幻想中，我真的想像自己在街上跳舞，像老電影中那樣交踢腳後跟。我想那股興奮感肯定會持續好幾週。現實則不然。當考試結束，我的感覺是鬆了口氣，而不是痛快。沒有上街跳舞。幾週後，我收到一封信，通知我已通過考試。我很高興，但這種感覺仍然沒持續多久。我幾乎立刻開始想，然後呢？

我沒懷念準備考試的煎熬，但我懷念那種投入的感覺。熟讀教材的過程是有目的的，對我來說徹底了解那些東西是有意義的，我希望它對我未來的病人也有意義。回想起來，我不確定他們當中有誰真的受益於我關於細胞無氧呼吸會產生多少三磷酸腺苷（ATP）分子的知識，但學習這項知識的經驗對我來說非常值得。

心理學家理查・戴維森（Richard Davidson）描述了兩種和目標相關的正向情緒。其中一種被稱為「目標達成後」（post-goal attainment）——達標後那種短暫的滿足感，就像我第一次完成並通過測試的那種體驗。另一種被稱為「目標達成前」（pre-goal attainment）——朝著目標前進時所產生的正向情緒。**那**正是我考試結束後很懷念的體驗。強納森・海德（Jonathan Haidt）在《象與騎象人》（*The Happiness Hypothesis*）一書中解釋了這種體驗本身**就是**獎賞：

> 說到目標追求，真正重要的是旅程，而不是目的地。為自己設定一個你想要的目標。大部分的快樂將會沿途隨著你越來越接近目標的每一步而來。最後的成功時刻，它的興奮程度，頂多就像長途健行結束後卸下沉重背包的感覺。如果你去健行只是為了追求這份快感，那你就是個傻子。有時候人就是這樣的。他們努力投入一項任務，期待最後能獲得異常的狂喜。然而當他們獲得

成功，卻只得到少許短暫的愉悅，他們會問（就像歌手佩姬．李也問過的）：就只是這樣嗎（Is that all there is）？

不愧是大詩人，莎士比亞用更為精簡的文字加以概括：「得到即是完結，快樂的精髓在於過程。」

第6章 跳脫自己

別再急於尋找自我

不久前，我應邀在美國精神病學協會年會上發表演說。當我意識到無法取消，我的恐慌達到頂點。

「就走出去，做妳自己就是了。」一位同事好心提醒。

我笑笑，心想，**唉**，這真是個**爛建議**。

公開演講向來讓我心生畏懼，我很確定，光憑著做我自己，將會導致我要麼癱在講台上，要麼從後門溜走。我需要的是「非我（un-me）」。

一位老友告訴我，有個患者和我一樣容易有臨場焦慮（performance anxiety），而且推薦了一種違反常理的對策。這位患者解釋說，每當要面對聽眾，「我會心跳加快，呼吸困難，額頭冒出汗珠，兩手顫抖，掌心出汗，胃裡陣陣噁心。」某天晚上，他在看一個深夜談話節目，布魯斯·史普林斯汀是來賓之一。主持人問這位綽號「工人皇帝」（the Boss）的歌手，當著兩萬觀眾上台表演是什麼感覺。史普林斯汀回答，「那是最不可思議的感覺。我覺得我的身體在高速運轉，心臟狂跳，呼吸變得急促起來，我的手掌冒汗，雙手顫抖，我感覺額頭汗濕，胃裡一陣翻攪。對我來說這是一個訊號，我的身體準備開始搖滾了。」

兩人的生理症狀驚人地相似——心率加快、手心和前額出汗、呼吸急促，然而他們對這些症狀的解釋卻截然不同。這位患者意識到自己的問題不是臨場焦慮，而是他擺脫不了自己的想法。從那時起，每當必須在公開場合說話，他就把自己當成工人皇帝。這幫助他跳脫了自己。

我必須如法炮製，假裝自己是口才很棒的人，而且習於成為眾人注目的焦點。對我來說答案很明顯：芭芭拉·華特斯。這位備受讚譽的女主播最近剛發表一場我懷著敬畏之心觀看了的演說。她自信、篤定、風趣而又沉著自若——我所需要的一切。

我在講稿的每一頁寫上她的姓名縮寫「BW」，來提醒自己要忠於角色。我採用她的姿態，想像她會從講台望出去，對觀眾微笑。我從容而堅定地說話。

生平頭一次，我發表了一場精采演說。我沒有從後門逃走，而是躲過了如果我是我自己的話可能會籠罩我的不安全感浪潮。如今，每當我要發表演說，仍然會在筆記本上寫下她的姓名縮寫來提醒自己。

做別人

有證據顯示，超越自我，讓思緒導向某個自己欣賞的人，比沉溺在自己的情緒裡更能提供好的指引。一項針對兒童的研究突顯了不做自己的好處。他們要一組六歲孩子在筆電上完成一項重複性任務，但每當他們想用iPad玩遊戲，就可以休息一下。iPad就放在他們旁邊。一組孩子被要求思考自己的想法和感受。第二組被告知，要用第三人稱思考自己。第三組人被要求想想其他真正擅長努力工作的人，並且假裝自己是那個人。蝙蝠俠、樂佩公主、愛探險的朵拉和建築師巴布都是可能的選擇。結果證明，iPad遊戲對所有孩子都是一種誘人的娛樂，但那些假裝自己是他們欣賞的人的孩子最為堅持，抗拒誘惑的時間最長。

我不是建議你出去買一套蝙蝠俠服裝——好吧，也許我是在建議，但這項研究關係到我們如何面對挑戰和困擾。

假裝是別人可以提高人在焦慮中的靈活性。一名患者在冷戰間諜驚悚片《間諜橋》（*Bridge of Spies*）中找到了靈感。在影片中，湯姆・漢克斯飾演的律師唐納文替馬克・勞倫斯飾演的俄羅斯間諜阿貝爾辯護。準備受審時，唐納文對阿貝爾無所謂和冷靜的態度感到困惑，畢竟他面臨了嚴重指控和死刑的可能性。

「你似乎一點都不擔心。」唐納文說。

阿貝爾冷冷反問一個合理的問題，「擔心有用嗎？」

這一幕引起我的病人的共鳴。他知道擔憂無濟於事，也會讓人無法清晰理性地思考。因此，當他遇上難以掌控的情況，他會讓他內在的蘇聯間諜上場。當你心神耗盡，依賴「情緒模範」（emotional exemplar）有助於獲得自制、毅力、信心和創造力等素質。這種行為不同於自我疏離——它是自我拓展。從另一個人的角度面對挑戰更能讓你以全新觀點去看待它。這是效法，不是模仿。或者，正如作家埃德莉安·布洛德（Adrienne Brodeur）在回憶錄《野戰》（*Wild Game*）中說的，「你不懂栽進別人的生活會發現多少你自己的事。」

我有個病人，她被要求出庭為一件訴訟案作證，這案子關係到一位被控瀆職的前老闆。她非常驚恐律師們會問她什麼。讓她度過難關的是仿效在班加西事件聽證會作證時氣定神閒的希拉蕊·柯林頓。另一位患者找到了方法來面對她的音癡同事，她問自己，**換作歐普拉會怎麼做？歐普拉會大聲說出來！**當然，角色楷模（role model）不是非名人不可。我認識一位年輕女子，每當她快失去耐心，就會回想她的祖母。這能讓她獲得在特定時刻可能欠缺的同理心和體諒。

在那些展現出我們希望擁有的素質或能力的人身上挖掘各種才能，實際上能幫助我們在自身找到它們。一項研究發現，當人們想像自己是古怪的詩人，他們會表現出更大的靈活性，在運用創意解決問題方面也更成功。通常當人想到創造力，會認為這是一種固定特質，一種天賦，有些人有，有些人沒有。但正如這項研究強調的，要釋放創造力，我們或許只需要跳脫自己的腦袋，想像自己是個有創造力的人。

改變你的故事

當今，人們非常強調真實性——也就是你的外在行為必須符合你的內在感受。背後的涵義是，除非你時時刻刻接受自己的自然傾向而且表現出「真我」，不然你就是一個騙子，或者是我的繼子查理口中的NARP（not a real person）。可是這種看待自己的方式非常侷限，否定了超越自我、成為更大器的人的可能性。相信有一個單一、固定或真實的自我會干擾成長，而且據信和抑鬱症有關。

在我的精神科醫師養成期間，這個領域的一位老教授問全班一個在我看來十分淺顯的問題：「你們認為治療的意義是什麼？」我這個拚命三郎馬上舉手。「尋求治療的目的，」我自信地說：「是給自己一個更光明的未來。」「錯了，博德曼醫生，」教授厲聲回答。「還有嗎？」另一位勇敢的住院醫師跳進來，說：「治療的目的是改變你的現狀。」「又錯了！」教授大吼。「治療的目的不是改變你的現在或未來，治療的目的是改變你的**過去**。」

人們困在自己的敘事裡。哥哥最受父母疼愛。初戀男友是她們一生的摯愛。父母不支持她們。這些故事被一次次講述，成了準則。一個人的價值感和自我認同往往就基於這些信念，而沒有考慮到細微差別和細節。拋開我們訴說的那些關於自己的既定故事，能讓我們決定自己想成為誰，而不是讓過去決定我們今天是誰，以及將來會成為誰。

從固定自我的觀念掙脫出來，能讓我們在大小事情上獲得自由。幾年前的夏天，我的孩子們受邀參加一個高空鞦韆派對。指導員要我加入。「不，謝了。」我本能地回答。我不是空中飛人。但我的孩子們堅持。於是我爬上狹窄的平台，把腳尖放到邊緣，死命抓住橫桿，然後就下去了。

這是一次恐怖而且丟臉到家的經歷，不光彩的落馬讓我臉朝下掉進底下的網子裡。但每一秒的驚悚都是值得的，因為這完全不符合我的性格。在很多情況下，做「非我」的活動讓我免除了不利自己的反射性反應，這種反應可能會讓我感覺到更多的「我」，卻讓我無法享受體驗、互動或學習機會。

我們自認的那個我會阻礙我們的成長和活力。我常鼓勵患者表現出或許不符合自己個性的行為，來擴大他們對自己的看法，而不是成為他們的「真我」，因為這往往會縮小視角，變得更僵化。

「我是個老好人，」有個患者告訴我。待人友善對她非常重要，她的朋友都知道她親切又樂於助人。但也由於這個名聲，她有時會覺得被利用、占便宜，但又不敢表現出來。「我這人就是很友善，」她堅持，然而在內心深處，她相信她的「友善」是大家喜歡她的唯一原因。我要她考慮友善和善良的區別。我們談到「友善」是當一個濫好人，從不說出自己的想法，只做別人希望妳做的事，而「善良」是指忠於自己的價值觀，展現優雅和力量來表達自己。幾天後，一位同事要她加班完成一份PowerPoint提案報告。過去，就算有別的事，她也會答應。但這次，她決定不做自己，拒絕了。

出格的表現使她擺脫有限自我的約束，幫助她說出自己的意見，感覺更有自信，成為更好的自己。我不認為這種技巧是否定、不尊重某人是誰，或者要求某人不真實。相反地，它能幫助這個人更接近他想成為的自己。這是不真實嗎？技術上，是的。可是做個善意的冒牌貨有時或許是自我轉變的關鍵。

話說回來，真實究竟意謂著什麼呢？加州大學柏克萊分校的科學家問人們，在浪漫關係中，何者更能帶來真實的感覺——是做真實的自我，還是理想的自我。多數人會認為，做真正的自己是建立一段真實關係的關鍵。但研究顯示並非如此。在一段關係中，真實不是來自做真正的自己，而是感覺可以成為最好的自己。

做一些「非你」（un-you）的事可以讓你從一種或許舒適但沉悶的行為解脫出來。不討人喜歡的人表現出體貼時會感覺好一些。漫不經心的人開始認真負責時會感覺好一些。害羞的人表現得更外向時會感覺好一些。心理學家索妮亞・柳波莫斯基（Sonja Lyubomirsky）證明，當內向者有意地從事外向行為，例如自信、健談和自發，他們的人際連結感會增強，整體幸福感也獲得提升。

我常讓我的孩子在他們讀的書、看的電影中尋找情緒模範，儘管當我女兒告訴我，她有個模範是一隻蜘蛛時，我有點困惑。「當我需要一點幫助來想清楚一些事，或者和朋友發生問題，有時我會問自己，夏綠蒂會怎麼做？除非我在煩惱該吃什麼，不然真的很有幫助。」

後來我才知道，她指的是懷特（E. B. White）的童書《夏綠蒂的網》（*Charlotte's Web*）裡頭那隻聰明無私的蜘蛛夏綠蒂。夏綠蒂和小豬韋伯的道別捕捉了友誼和連結的美：「畢竟，生命是什麼呢？我們出生，我們活了一陣子，我們死了。蜘蛛的生活難免被這些捕獵、吃蒼蠅的事弄得一團糟。透過幫你，也許我是想稍微提升一下自己的生活。天曉得，任誰的生活都該禁得起這點吧。」無論是蜘蛛或間諜，成為最佳自我的靈感通常都來自我們自身之外。和內心生活豐富的複雜角色接觸，能幫助我們設想面對困境時的另類反應，擴大可能的反應範圍。我們會好奇自己處在他們的情況下會怎麼做。好奇他們在我們的處境下會怎麼做，也會有幫助。

根據我的經驗，人們在進行自己珍視的行為時，不會覺得自己在「假裝」。正好相反，多數人說，正是在這種時候，他們感覺最忠於自己。體現一些你所珍視的特質可以增強正面心理健康。當患者告訴我，「我就是我，」我的目標是鼓勵他們了解，他們沒那麼簡單。

第7章 人生難免跌跌撞撞

心理學家安琪拉・達克沃斯（Angela Duckworth）的著作《恆毅力》（*Grit*）令我滿心敬畏。做為安琪拉在心理學期刊論文的長期讀者，我原本就預期她的書肯定吸引人。儘管如此，我還是驚歎於書中每一頁都優雅交織著研究與故事來證明一個有力觀點。安琪拉的書充滿機智，平易近人、謙卑、有趣，就像她本人。

讀完《恆毅力》，我給安琪拉寫了一封感情氾濫的電郵，談到這本書的渾然天成的完美。我提到我一直很努力想寫自己的書，我羨慕她做為天生說故事高手的技巧。她回信給我，向我保證我大錯特錯。雖然她很感謝我的讚美，但她也迅速糾正我對她的作品看似不費吹灰之力的假定。

「附件是我對《恆毅力》的早期提案……」她用電郵回覆我。「看見沒？很糟吧，一點都不像定稿。相信我，朋友，我是過來人！！！」

人總以為成功很容易降臨在別人身上，尤其是我們崇拜的人身上。我們將超人特質和智慧賦予我們的英雄，說服自己他們是人生勝利組，失敗是他們從未到過的陌生異域。

但每個人或多或少都在「失敗」裡待過——就算只是一個漫長週末的時間。我無法形容讀了安琪拉的綱要提案有多麼令人欣慰。

幾週後，安琪拉和我在紐約見面，她詳細描述了埋藏在她書中的血、汗和眼淚（沒錯，她說她幾乎每天對著電腦哭泣）。她的作品並非「渾然天成」，恰恰相反，那是她做過最艱辛的一件事。這種新的敘事幫助我堅持下去。安琪拉當然知道這點——畢竟，她研究的是毅力和動機，我非常感謝她向我坦露自己的親身經歷。山依然陡峭，但我不是唯一跌跌撞撞往上爬的人。

我們常聽人說，尋求激勵的最好方法是深入探索自己。我的觀點正好相反：如果你想弄清楚什麼能鼓舞你，就求助於那些和你有共同價值觀、擁有讓你欣賞且有感的人生故事的人。奧運花式滑冰選手莎拉・休斯（Sarah

Hughes）解釋了角色楷模是最大的鼓舞力量來源：「想保持動力，擁有學習對象是不可少的。它能讓人改變心態，從『我累了，太難了，何苦呢？』轉變成知道自己可以做得更好。」休斯在大學期間為參加奧運受訓時，她的學習對象是譚莉·歐布萊特（Tenley Albright），第一位贏得女子花式滑冰金牌的美國女性，後來進了醫學院，成為外科醫生。

「我追隨的是頂尖運動選手和學者，當時我的同輩沒人這麼做——她的同輩也沒人這麼做。做別人不做的事很不容易，可能讓人顯得孤立。但想到〔譚莉〕在溜冰場和學校都能表現出色，讓我在懷疑自己是否可能上午交一篇關於美國革命的文章，下午表演三周跳的整個期間，始終保持動力。」

想著譚莉，這讓休斯每當遇上困難時，都有勇氣和毅力可以堅持下去。

當你感覺自己苦無對策，向外尋求激勵可以讓你保持強大。

社交疫苗

最好的學習榜樣不是高高在上，而是可親近的。一些參加由女教授講授的STEM（科學、科技、工程和數學）入門課程的女大學生對這些主題變得更有興趣，對資料的掌握也更自信。接觸自己的榜樣具有「社交疫苗」的效果，預防這些年輕女性受到刻板印象的毒害。在成長過渡期，當自我懷疑升高，不確定感揮之不去時，社交疫苗尤其重要。二〇〇九年，蜜雪兒．歐巴馬探訪了倫敦的伊莉莎白蓋瑞安德森學校（EGA），該校是女子中學，許多女孩來自低收入家庭。歐巴馬夫人沒有發表關於做個好學生的一般性演講，而是向女孩們敘述了自己在芝加哥一個貧窮社區成長的經歷。她談到自己如何克服各種挑戰，把上學當作第一要務。透過努力學習，她被普林斯頓大學和哈佛法學院錄取，最終在一家著名律師事務所找到工作。

「以我的出身，我沒有條件可以走到今天，」這位前第一夫人坦承，「我的成長過程沒有財富、資源或值得一提的社會地位。如果妳們想知道我為何能站在這裡，那是因為教育。我從不蹺課，我喜歡當聰明人，我喜歡準時，我喜歡完成作業。我覺得有學問是全世界最酷的一件事。」

歐巴馬夫人和這些女孩保持聯繫。兩年後，她回到英國，在探訪牛津大學時邀請了同一群女孩同行。在牛津大學，她對她們說：「有件事妳們一定要知道——所有人都相信妳們屬於這裡。」

學生們受到歐巴馬夫人的啟發。和她互動之後，她們的學業表現有了顯著進步。經濟學者賽門．伯傑斯（Simon Burgess）分析了這些女孩的考試結果，發現她們的成績大幅提升，這是學校其他介入措施無法解釋的。或許只是巧合，也可能是教師們在班上有些特別的做法，但伯傑斯認為，正是歐巴馬夫人的親和力，激發了學生們對自己能夠成功的信心。

擁有一個角色楷模，而這人的成就似乎是可以企及的——是如此強大的動力來源，就連十五個月大的幼兒都能受益。麻省理工學院的一項研究發現，比起那些看見大人輕易取得成功的嬰兒，那些看著大人費力達成目標的嬰兒，會更努力地去完成自己的困難任務（例如打開玩具開關）。有些家長覺得有必要表現得輕鬆自若，避免在孩子面前露出失意的樣子，但正如這項研究顯示的，讓他們看到你流點汗或許是有益的。孩子們會積極從身邊的大人那裡學習技能，當他們看到大人面對挑戰毫不氣餒，他們多半也會那麼做。

在賓州大學攻讀正向心理學應用科學方面的碩士學位的期間，我對於沒能常在家陪伴已經上小學的孩子們感到十分糾結。即使在家裡，我的注意力也總被大量的研究和閱讀分散。有時孩子們和我會一起做作業。感覺很好。我主要是擔心我對事業的關注會對他們造成某種程度的損害。幾年後，我讀了一項研究，覺得安心許多。這項研究得出結論，職業婦女的孩子會成長為快樂的成年人。雖然還沒完全擺脫內疚，但我和我認識的每一位在職媽媽分享這項研究。從孩子出生那一刻起，做母親的害怕自己可能不夠完美的罪惡感也跟著誕生。拋開追求完美的壓力，妳就有餘裕試著做到最好。

擁有高標準很值得稱道，但難以企及的標準卻會消蝕活力，破壞幸福感。史丹佛大學學生把看似從容不迫的完美外表和內在的拚搏狀態之間的不一致稱作鴨子症候群（Duck Syndrome）。（想像一隻鴨子悠哉滑過水面，其實在水面下，牠正拚命划著雙腳來保持漂浮。）當其他學生在學校似乎都過得悠哉自在——取得好成績，社交活躍，參加各種酷炫派對，獲得令人羨慕的實習機會，你很容易會以為自己是唯一埋頭用功、永遠達不到標準的人。

因為周遭的每個人似乎都那麼完美，因而自己也必須完美的壓力，影響著所有年齡層的人。我遇過許多從二十幾到五十幾歲不等的患者，他們都感受到在展現信心的同時，也必須努力維護它的極大壓力。有位四十出頭的母親，她擁有，毫不誇張，美麗如畫的人生。瑪麗亞從郊區搬到紐約市。我們初見面時，她讓我看了她一個月前寄出的聖誕卡。那是一組夢幻般的拼貼照片，上面有她的三個孩子在土耳其藍的海水中嬉戲，她和丈夫在艾菲爾鐵塔前擁抱，全家人滑雪，還有最年長的孩子參加畢業典禮。瑪麗亞和我分享這張卡片是為了傳達她努力維護的表面和內心的空虛之間的巨大落差。她可以和城裡的新朋友討論「浮面的問題」——如何處理生病的狗，尋找優秀小兒科醫生有多困難，敲定家庭活動時間等。儘管如此，對完美的不切實際的期望讓她不敢深入挖掘，免得對自己的真實感受感到難為情。她在婚姻中感到孤單。她那正值大學一年級的兒子讀得很辛苦。她常想，如果當初她沒為了照顧孩子放棄事業，她的人生會如何。她擔心要是她表達了這些想法，會被看成壞妻子、壞母親。她能放心傾吐心事的對象就只有她的妹妹和她的精神醫師。

瑪麗亞感覺自己和這個完美無瑕的玩具島格格不入，確信自己是社交圈中唯一遇上麻煩的人。和許多人一樣，她高估了周遭人們生活的精采，低估了他們的努力。一項名為「苦難的同伴比人們想像的多得多」的研究顯示，對他人完美生活的錯覺會讓我們對自己的生活感覺更糟。儘管「別人不像你想的那麼幸福」或許不是最令人寬慰的信息，但它值得注意，因為假設別人都過著理想生活只會讓你對自己的生活感到不滿。

人比人會偷走快樂

「我正常嗎？」這是許多人內心深處希望得到答案的問題。歸屬感是所有人天生的需求，不會在高中畢業後消失。感覺自己是人群中唯一不同步的人，會放大孤獨感。苦惱、隔離和孤立往往隨之而來。老羅斯福總統說過一句話：Comparison is the thief of joy.，意思是跟人比較會偷走快樂。它也會偷走人的自信，尤其當你的參照標準是扭曲的。我告訴瑪麗亞，有一項研究發現，大多數一年級學生以為同學擁有比實際上更活躍的社交生活和更多的朋友。毫不意外，這種不安全感和較低的幸福感及歸屬感有關。「別人家院子的草比較綠」的心態會讓自己的生活顯得荒蕪。

瑪麗亞意識到她的朋友們或許也有難處，這讓她有了向她們敞開心扉的勇氣。喝咖啡時，瑪麗亞向其中一位傾訴自己的心事。對方認真傾聽，表達了支持和體貼。這位朋友還透露，幾個月前，她告訴大家她要去探望生病的家人，其實是在掩蓋事實。實際上她因為抑鬱症住院了。努力想保持幸福無憂的表象，加上以為別人都幸福無憂，曾經讓瑪麗亞感覺疲憊又孤單。發現自己並非特例讓她鬆了口氣。而感受到支持——而且能支持她的朋友——是她最終獲得療癒的關鍵。

劇作家契訶夫曾寫道，「我們看到那些去市場買食物的人，那些白天吃飯晚上睡覺的人，那些鬥磕牙、結婚、變老的人……但我們既聽不見也看不到那些受折磨的人，生活中各種糟糕的事都在幕後上演。」這或許可以解釋真人實境秀和TMZ之類網站的吸引力，它們記錄了看似完美的名人的悲慘私生活。知道每個人都有困難提醒了我們，你不是唯一遇上麻煩的人。

一九五〇年代，利昂・費斯汀格（Leon Festinger）提出「社會比較論」（social comparison theory），該理論主張我們是根據和他人的比較來確定自己的社會和個人價值的。在缺乏客觀評估手段的情況下，我們往往會不斷地對自己——我們的智力、吸引力、財富、財產——和我們周遭的人進行評估。根據費斯汀格的說法，人們較喜歡拿自己和那些跟自己相似的人進行比較。畢竟，一個初學鋼琴的人拿自己和莫札特相比，有意義嗎？

社會比較有它的優點。當學生們和其他生物測試成績不如自己的學生進行比較，他們可能會覺得自己更有能力。比較可以是一種動力來源——例如，跑步者可能會想追上比自己快十分之一秒的同伴的表現。比較也能讓我們對自己所擁有的更加感恩，更客觀地看待自己的困難和不如意。**也許我的情況終究**

不算太糟，當我們想到那些運氣不如自己的人，就會生出這樣的心情。

然而，社會比較有許多缺點。研究顯示，不快樂的人比快樂的人更常進行社會比較，**因而**讓他們感覺更糟。尋求社會比較的傾向和低自尊及抑鬱有關。也許拿自己和別人比較是我們的天性，但隨著社群媒體的興起，近來整個情況起了巨大變化。當我們在社會背景下看到人們歡笑作樂，許多人會以為這是他們生活的基調。拉開帷幕，目睹他們面對的各種挑戰，認知到他們的人性，可以提供一些必要的視角。

不再只是和相同處境的人比較，如今我們面對的是一個全球性視野，充滿無盡的完美面孔、身材、派對、戀情和假期的視覺洪流。經常拿自己和其他女性進行比較的女性尤其容易對自己的外表感到不滿。只要觀看幾分鐘妳認為比妳漂亮的人的照片，就足以讓妳心情沮喪。

當我發現自己這麼做，我提醒自己，那些影像基本上是假造的。從這個角度看影像，它們的負面影響比較小。一項研究發現，把經過 Photoshop 處理的照片和真實照片並列，來暴露 Instagram 的表演性質，會讓女性對自己的身體感受好一些。

專注於社群媒體中描繪的完美典型，以及我們生活的方方面面——會讓我們分心，無法實際去做該做的事。拿超級名模或高不可攀的超級巨星作為角色楷模，可能只會增加不安全感，給自我懷疑火上添油。當我們把注意力消耗在對外表和對完美的追求，將會自絕於許多機會，因為害怕失敗而連試都不願去試。面對不切實際的期望，社群關係、好奇心和毅力都會枯萎。解決辦法是，找到能激勵你的實實在在的榜樣，也為他人樹立實實在在的榜樣。

第8章　過得更好

發病學（pathogenesis）——疾病的治療，
不同於健康本源學（salutogenesis）——健康的產生。

想想我們每天作出的所有抉擇，從穿什麼、吃什麼，一直到該回誰的電郵。需要我們付出關注和時間的種種決策，其緊迫性和頻率似乎每小時都在增加。從簡單的「鮮奶油或牛奶？」到更為重要的「我該換工作嗎？」，我們遭到沒完沒了的該作的選擇和該有的行動的連番轟炸。

選擇是不可免的，更要命的是，日常壓力足以破壞我們作出正確決定的能力。焦慮或難過時，我們更不容易相信自己能應對挑戰或嘗試新事物。自認有能力達成的信心陡降，自我懷疑浮現。

一項研究結果顯示，當人感到焦慮，會更容易接受糟糕的建議，即使明知道它很糟糕，因為他不相信自己有能力作出好的決策。我們變得容易受到那些可能沒把我們的最大利益放在心上的人的影響，無論是房地產經紀人（「這間公寓價格很划算，你今天就該把它買下」）、健身教練（「再痛苦也要撐過去」），或者明爭暗鬥的朋友（「就算你沒去參加辦公室聚會，也沒人會發現的」）。

我們不可能擺脫日常生活出現的大部分煩惱和焦慮，但我們**可以**在面對它們時保持強大。不幸的是，關於到底什麼能讓我們有好心情，我們的文化提供了錯誤的敘事。

我有個病人，她會花好幾小時在昂貴零售網站上仔細研究衣服和鞋子，把一些她永遠不會買的最新款式加入購物車，一整個週六下午就這麼耗掉。另一個患者會花幾小時查看房地產物件。「要是我住在那裡就好了，」她夢想著。這是「特權意淫」（privilege porn）。

我們渴求光鮮亮麗的事物。正如凱莉布雷蕭在每一集《慾望城市》中提醒我們，以及Instagram紅人不斷灌輸給我們的，只要妳買對了手提包或漂亮鞋子，一切都會稱心如意。根據研究卻不是這麼回事。財富和財物的積累並不是持續促進長久幸福的可靠方式。得到新手提包的興奮一下就消失了。習慣於擁有美好事物的傾向被稱作「享樂適應」（hedonic adaptation）。我們很快就適應了重複購買，這就是為什麼妳買下那個包時欣喜若狂，但現在某個名人推出新一季產品，妳也想要。

「被動休閒」（passive leisure）是另一個提振精神的冒牌貨。瀏覽網路、查看社群媒體和看電視似乎可以恢復能量，卻往往會讓我們更加疲憊。要求不多，只需極少體力、腦力和社交參與的低強度活動，並不能像許多較需要參與的活動那樣，建立持久的正向素質。它們能迎合我們的怠惰本能，但無法長久讓我們恢復活力。

創造小激勵

日常幸福不只存在於我們的想法，也存在於我們採取的行動、我們建立的連結以及我們參與的方式。

當精神疾病患者被問到，他們認為科學家應該研究些什麼？更好的治療高居首位。他們期盼能有更多有效藥物推出，對潛在疾病有更深入了解。但還不只這些。他們也希望自己的日常生活品質能提升。他們期盼能擁有各項身心機能都正常、有效運作的能力。當被問到「健全」（wellness）意謂著什麼？一名受訪者在一項調查中寫下：「它……意謂著健康到能夠享受各種活動，能夠感受快樂和希望。」

在研究日常煩惱對幸福感的影響時，加州大學柏克萊分校心理學者安妮塔．德隆吉斯（Anita DeLongis）和她的同事們發現，即使是微小的正向事件——順利通勤回到家、和朋友談笑、得到老師或上司的讚美，都足以防止或減輕壓力，促進健康。他們展示了這些小激勵（uplift）是如何充當緊張遭遇的「出氣孔」、應對活動時的「發動機」和心力交瘁時的「還原器」，因而抵消了日常雜務的負面影響。少了激勵，「微壓力源」可能會逐漸累積成一種強大而有害的慢性壓力，讓人容易患上抑鬱症和其他類型的心理疾病。

如今，越來越多證據顯示，一些能夠讓我們與人接觸、連結並且強化活力的正向日常體驗和活動，是至關重要的活力源泉。這類活動已被證明能透過激發正向情緒，增強對日常挑戰的抵抗力，並在挑戰發生時促進恢復力。我認為正向活動就像是情緒盔甲。

在夢幻世界中，我們可以揮動魔杖，一口氣擺脫那些讓我們白天不得安寧、晚上無法成眠的煩惱和困擾。但在現實世界，這是做不到的。光憑「正向思考」也無法得到答案。如果你的襯衫上滴滿鋼筆墨水，當然，你可以告訴自己，反正你不是很喜歡這件襯衫，或者鋼筆漏水正好是一個學習去除墨漬的「機會」。但還是很煩人，弄得髒兮兮的，手上沾滿墨水。清理工作需要一點時間，把襯衫送洗會很貴，而且恐怕再也無法回復原狀。

正向情緒可以對抗孤立和頑固的傾向。它能截斷心情不佳時把事情放大的望遠鏡效應，改而促進思考和解決問題的靈活性，產生積極的行動。正向情緒還會激發人們參與社交和體能活動的興趣。

重要的是，正向情緒可以在日常挑戰中出現，並且和挫折共存。我們往往用絕對的角度來看待我們的生活，然而生活很少呈現非此即彼的局面。沒聽見鬧鐘睡過頭，或許會讓人覺得這天完蛋了，但相信這點可能會成為自我應驗預言。如果你已過了一個難熬的上午，當你發現你的午餐要延遲二十分鐘才會送到，你八成會比平常更加惱火。一次激勵可以避免這樣的小困擾把你捲入不順的一天。下雨了，但不必是傾盆大雨。

這建議並非不切實際的流行心理學。科學證據顯示，激勵可以讓人在心理以及肉體上都更趨向於鐵氟龍，而遠離魔鬼氈。正向情緒可以「抹除」因為日常瑣務而增加的心率和血壓等心血管影響，甚至能讓人較不容易感冒和發炎。

有些困擾會產生較多的負面情緒。和家人爭吵是其中一種。即使是沒有針對性的攻擊，也會讓人感覺像是衝著自己而來。某日，我的病人馬克，四十多歲的銀行員，氣呼呼前來門診。

「怎麼了？」我問。

「我去芝加哥的班機被取消了。天氣或其他一些爛理由。太離譜了，我怎麼這麼倒楣？」

顯然，班機取消不是個人問題。但那些不是你能掌控或者打亂你日常作息的事，確實會讓你感到特別無力。

你對特定情況的反應越負面，你感受的壓力就越大，它對你情緒的影響也越持久。如果你的態度是負面的，你很可能把下一個潛在困擾解讀成威脅，也很可能認為挫折是衝著自己來的（「都是我的錯」），認為那是永久性的（「不管我怎麼做，這種事都會不斷發生」），而且把它看成無孔不入（「一切都被搞砸了」）。當你處於更為正面的心態，你較有可能把困擾理解為一種挑戰。簡單地說，你的精力和情緒足以影響潛在困擾是否會變成實際的困擾。

成長的向上螺旋

小小激勵有助於減少惱人的互動或毫無意義的會議帶來的消極性。激勵不單是當下感覺良好的正向體驗。激勵本身或許短暫，但它在人的思想、行動和生理反應中所能產生的協調性變化是持久的。它可以建立社交、智力和身體素質，創造出研究員弗雷德里克森（Barbara Fredrickson）稱之為成長的「向上螺旋」的東西。她寫道，「負面情緒讓人準備好以特定方式行事，因而縮小了一個人瞬間的思考和行動範圍。」恐懼會觸發逃跑的衝動。憤怒會觸發攻擊的衝動。厭惡會觸發一種想要遠離任何讓人不舒服的東西的衝動。反之，正向情緒拓寬了行動的可能性。喜悅、滿足和關注擴展了認知和行為的範圍。

擴大的思維和注意力鼓舞了創意性的解決問題方式，以及向前、行動、嬉戲和探索的衝動。心情好的時候，你會更加好奇，更樂意學習新事物。你對同事更有耐心，更願意幫助別人。你甚至更容易注意到鳥兒從頭頂飛過。這些短暫的「親身體驗」交互堆疊，產生了活力，培養了韌性。弗雷德里克森把正向情緒比作我們成長和獲得健康所需的營養。

激勵的來源很少是以自我為中心。它們通常發生在和他人的連結中，關係到行動而非想法。它們往往是行動導向、他人導向的。思考愉快的事不能算是激勵，消極地瀏覽 Instagram 或漫不經心轉換電視頻道也一樣。這些都是冒牌的激勵。要進行真正能提振活力的激勵，人必須全神貫注，有至少一個和人或事連結、接觸的微時刻。也許是學習新事物，也許只是一個小動作，像是替某人開門。也許是進行一個方案，或者讀幾頁你床頭桌上的小說。也許是和計程車司機聊天，或者為陌生人指路。也許是為家人準備晚餐。這些良善美好的小片刻都是日常活力的精髓。

在日常生活中創造激勵還有別的好處。研究顯示，它甚至有助於增强自制力。面對日常挫折，意志力通常會消失不見。特別難熬的日子，你可能會難得地抽根菸或者多喝一杯。你在某一天經歷的困擾和挫折越多，你就越有可能伸手去拿一個甜甜圈或一包薯片。人在煩惱不安時特別難以抗拒高脂肪、高糖

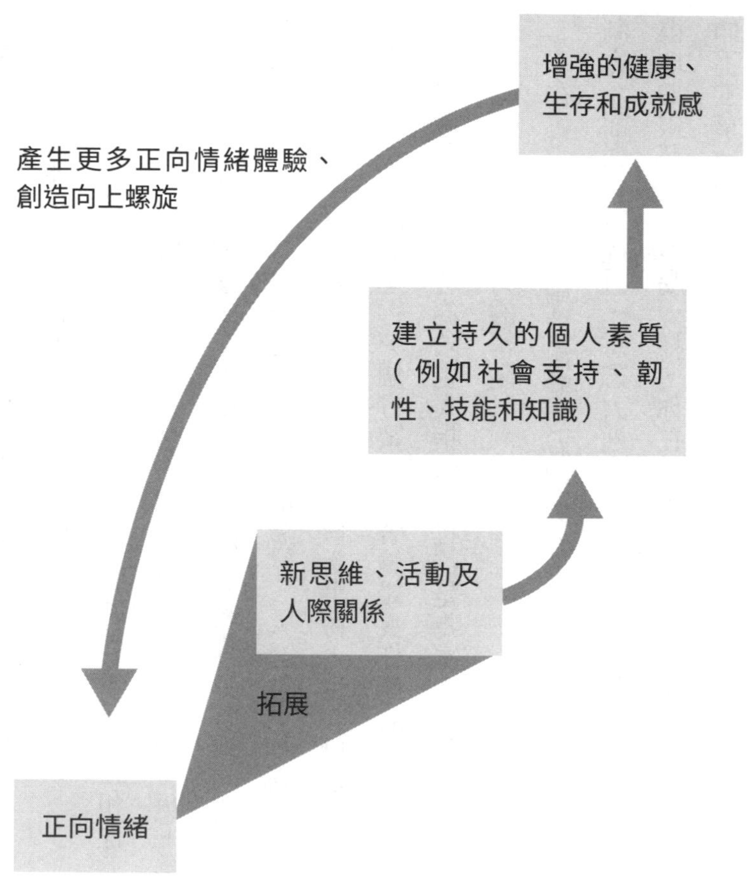

The broaden-and-build theory of positive emotions.
From Barbara L. Fredrickson, "Positive Emotions Broaden and Build." In Vol. 47 of Advances in Experimental Social Psychology, edited by Patricia Devine and Ashby Plant (Burlington, MA: Academic Press, 2013), 1–53.

零食的誘惑。意志力來來去去，它或許能幫你繞過超市的甜食走道，但等到你在收銀台遇上誘人點心的挑戰，它早已消失無蹤。

研究並沒有白費力氣召喚更多意志力，而是提供另一種通往堅忍的道路。提高日常生活中正向情緒的水平是培養自制力的更可靠方式。一項研究發現，從事慈善捐款、幫助他人等親社會（prosocial）行為的人，比那些沒有從事這些行為的人表現出更強的自制力。正如研究員格雷（Kurt Gray）的提議，「也許抗拒工作中吃甜甜圈的最好方法，是在上班前把零錢捐給某個高尚志業。」

一些絕頂聰明的人相信，堅定的意志力是成功的唯一關鍵，他們無可避免引用了沃爾特・米歇爾（Walter Mischel）著名的棉花糖實驗。在這項實驗中，受測孩童面對一個選擇——他可以立刻吃掉面前的一顆棉花糖，或者等研究人員回到小房間，這時他可以再得到一顆棉花糖。有些孩子毫不猶豫大口吃下棉花糖，但多數孩子都盡力抵抗誘惑。四十年後進行的追蹤研究揭示了關於這群吃棉花糖孩子的成年生活的驚人信息。那些能夠延遲滿足感的人在高中取得了更大成功，獲得更高的SAT分數，在大學裡得到更好的成績，找到更好的工作，培養了更好的人際關係，甚至比那些等不及的人擁有更好的體格。

於是，政策制定者、教育工作者、心理學家和家長紛紛加入意志力倡導行列。他們相信，加強自制力的關鍵是學習改變你對誘惑物的想法，藉以戰勝誘惑。作家潘蜜拉．杜克曼（Pamela Druckerman）在《紐約時報》一篇專欄文章中總結了這種訴求：「別盯著麵包籃，把它從餐桌移走……當服務生送來巧克力慕斯，就想像它剛被蟑螂爬過。」

這些計策或許有效，但並非萬無一失。（況且，不管怎樣，有誰喜歡想像蟑螂在巧克力慕斯上狂奔的畫面？）基因、環境、壓力和倦怠等因素，都影響著人抵抗誘惑的能力。用認知的、冷靜的思維來對抗「熱烈」的情緒衝動，需要大量精力和努力。此外，壓抑情緒會帶來壓力，對身心造成傷害。

由於重點放在設計出增強意志力的策略，我們可能忽略了眼前就有一個好方法——激勵的好處。近期有關棉花糖實驗的報導顯示，和另一個孩子配對時，孩子們更願意等待點心。肯亞和德國的受測者都因為知道這麼做對他人有利而找到了力量。

第9章 豐富人生

小激勵很容易生成，因為它們既不花錢，也不需要特殊條件。儘管如此，它們並非毫不費力就能產生。它們必須被創造出來、得到注意並且優先處理。當研究人員要求一家門診家庭診所的護理師、助理和接待員特別留意他們一天中發生的好事，在短短三週內，他們全都報告心情變得愉快許多。他們需要做的只是寫下一天當中發生什麼順心的事，以及原因。這種簡單的練習可以減輕當下以及當天晚些時候的壓力。它還減少了頭痛、肌肉緊張等身心問題，讓他們晚上可以更容易卸下工作。

「這項練習的好處在於，它每天都能為我們每個人帶來力量，」該研究的發起者指出，「開車回家途中，在打開收音機或打電話之前，花點時間思考一下工作中發生的好事。這麼做可以幫助你利用每天自然湧出的小小的正向事件流，一種無處不在但往往被忽略的力量和幸福感的泉源。」

幾十年來的壓力研究都把重點放在消除壓力源、減輕壓力和減少精神緊張，但日常正向體驗的潛力也同樣值得探索。我們常把「工作」和「生活」分開，就好像我們在等工作結束，以便繼續過日子。但考慮到我們在工作上花費了超過三分之一的時間，我們將錯失很多潛在的激勵機會。斯塔茲·特克爾（Studs Terkel）在他的口述歷史《工作》（*Working*）中指出將兩者結合起來的重要性。「工作也關係到追尋，尋求日常意義一如尋求生計，尋求認可一如尋求金錢，尋求驚奇而非停滯；總之，是生命力，而不是週一到週五的垂死狀態。」

我能吃牠嗎？我能和牠交配嗎？牠會不會殺死我？

強調成就、分享正向經驗、讚揚成功、鼓勵成長，這些都是讓一天——甚至是充滿困擾的一天，感覺比較像活著，而不那麼死氣沉沉的方式。但是對多數人來說，專注在正向時刻和體驗不會自然而然發生。這或許有演化的基礎，因為那些特別能適應危險的人類祖先也更有機會存活下來。當先人遇上不熟悉的事物，他們會把它分為兩類，朋友或敵人。該接近或避開？判定某樣東西是食物來源、具有生殖價值或是獵食者，是生死攸關的事。我能吃牠嗎？我能和牠交配嗎？牠會不會殺死我？這是原始人類的大腦必須解決的三個基本問題。

恐懼起了重大作用。當羚羊被獅子追趕，她的身體進入求生模式，壓力荷爾蒙充滿她的血液，她的心臟超速運轉，多餘的血液流入肌肉以利奔跑，她的警覺性增強，而當她用盡全身之力逃離獅子，她的視力也變得犀利。

人類的情況也差不多。想像一下，在一輛迎面駛來的卡車前突然轉向——你還沒意識到自己害怕就轉動了方向盤。這是本能反應。

如果羚羊跑贏了獅子，活了下來，她就會和其他羚羊一起回到水坑，繼續她到處遊蕩、吃草的日常活動。她的壓力荷爾蒙回復了正常，連同血壓和心率。羚羊並沒有沉溺在被獅子追趕的恐慌中，也沒有因為害怕下一次襲擊而困擾。

人類和羚羊的差異就在這裡。對我們來說，繼續過日子並不容易。種種不便、干擾、挫折和挑戰都被視為威脅，在忙碌的一天中左右著我們的注意力和精力。這種心態解釋了為什麼，舉個例，一個員工收到一份99%優評的年度考核，卻只關注1%的負評。

沮喪、恐懼、憤怒和失望支配著我們的情緒，窄化我們的注意力，讓我們充滿警戒，隨時準備戰鬥。雖然這些情緒確實有助於我們的生存，但它們也會影響我們的生活品質。

柴嘉尼效應

負向偏誤（negativity bias）相當程度解釋了我們內在想法的基調。我們痛責自己沒能完成一個我們期待在當天完成的案子，卻沒有為已經完成的部分讚賞自己一下。這種被未完成的事纏住的現象太普遍了，甚至有個專有名詞：柴嘉尼效應（Zeigarnik Effect）。

在維也納旅行時，心理學家布魯瑪・柴嘉尼（Bluma Zeigarnik）驚訝地發現，咖啡館的服務生可以輕易記住進行中的訂單，但一旦帳單結清，他們也就忘了。她設計了一個實驗，給受測者一些數學題、謎題和其他任務。在一些任務中，受測者會被打斷。之後，他們被問到記得哪些活動。他們對未完成任務的記憶是對一般任務的兩倍。柴嘉尼效應有助於解釋，為什麼你明明在上班時完成一個案子，幫朋友作出重大決定，準備晚餐，回覆了五十二封電郵，然而，等到上床睡覺，你想到的就只是你忘了發出的那份備忘錄。

柴嘉尼效應有它的作用，例如當那種惱人的感覺讓我們早起去進行一個案子時，它可以激勵我們。可是當我們有太多事情要做，它也會造成焦慮不安。在當前的時代，我們試圖藉由「生產力雞湯」（productivity porn）——保證讓人學會如何更高效地工作的書籍、應用程式和研習會－－來消除焦慮。生產力雞湯提供了五花八門的技巧和竅門，幫助你在一天當中塞進更多工作。但是有一種更便宜、簡單的方法可以幫人完成更多工作：培養更多激勵。

一項調查的研究人員在每天開始時問受測者，他們希望在當天取得進展的工作目標。每天結束時，他們會對自己在達成這些目標上所取得的進展進行評估。在受測者經歷大量困擾（例如手機電池沒電或大塞車）和相對較少激勵的日子裡，他們取得的進步也較少。但是，在他們報告說經歷了次數較多的激勵（和朋友同樂，欣賞夕陽）的日子，煩惱得到了緩衝，並未影響他們的目標。簡單地說，「浪費時間的活動」實際上可能並沒有白費。事實證明，繞著街區散步，或者花點時間看看窗外，可以增强我們達成目標的能力。幾分鐘的親切交談實際上可以提升解決問題的技巧和抗拒干擾的能力。

活力是動詞

只因為我們被負面事物吸引，不表示我們就得屈從於這些情緒。透過有意識地留意、產生激勵，參與能促進健康、增强活力的活動，就有可能戰勝那股老是往事情可能會、已經或將會出錯的方向想的引力。比起那些把注意力集中在日常生活中的種種困擾的人，當我們專注於欣賞自己以外的人或事，我們較可能創造出有利於活力的條件。而且我們也較可能把身體鍛鍊得更好，睡得更好。也許，最重要的是，我們也較有可能幫助別人。

不久前，在新年前的最後一次門診中，一位處在灰色地帶的年輕患者對我說：「看來今年我得向德瑞克看齊了。」——她沒被正式診斷為抑鬱症，但仍對自己的人生感到不知所措而疲憊。

我的孩子還太小，而我又太老，無法成為德瑞克這位加拿大超級巨星的粉絲。我的困惑肯定寫在臉上了，因為她接著解釋，「《豐富人生》（*More Life*）——這是德瑞克新專輯的名稱，也是我的目標。」這話傳達了她以及我遇見的許多人的共同渴望。

我的另一位病人，艾米莉亞，一直都是個資優生。大學考試期間，為了不被干擾，她避開圖書館，窩在寢室，下課後再到餐廳去溫書。當她進入職場，她繼續這種隔離行為，她認為這能最大化她的工作效率。她沒空理會辦公室裡的「小枝小節」——不跟同事閒聊，不在午休時間逗留。她認為凡是妨礙完成工作的事都不值得花時間去做。艾米莉亞把自己看成一匹戴著眼罩往前衝的賽馬。

當別人對她表示友好，她認為他們可能是有求於她。如果一個案子推展順利，她會設想許多出錯的可能性。如果有男人對她表現出興趣，她會斷定這人肯定有毛病。她就像一個拿著手電筒進入黑暗房間的檢查員。牆上可能掛著畫，桌上可能有花，但她只把手電筒對著角落，尋找蟑螂和蛛網。

艾米莉亞多少讓我想起年輕的自己。多年來，我一直只關注蟑螂和蛛網。和我這位病人一樣，我發現泅泳在憂慮和工作的大海中有種莫名的安心感，它讓我感覺不到脆弱，也讓我無法擁有生氣蓬勃的人生。

在治療中，我了解大腦的再教育是可能的。我的手電筒不必只顧著尋找壞兆頭。我也可以好好關注那些進展順利的事，甚至為此稱讚自己一下。我可以為自己的成就自豪，這能抵消對那些沒完成的事情的擔憂。我還了解到，產生激勵可以緩解煩擾，幫助我提高工作效率。轉移注意力對我來說並不容易——現在依然如此；我幾乎每天都在努力練習。艾米莉亞也一樣。我們都明白，活力不會平白產生，需要用心去創造。

第10章 採取行動

快樂是當你所想、所說、所做的都能和諧一致。

——聖雄甘地

二十三歲、大學剛畢業的莎拉曾在就學期間因為輕度抑鬱症狀去看精神科醫師。透過治療和服藥，她已經沒那麼沮喪、悲觀和憂慮了。儘管如此，變得明朗的情緒並沒有轉化為對自己的未來的任何具體行動。畢業後，她搬回父母家，成天窩在沙發上看電視脫口秀、瀏覽社群媒體或出門辦事。她幻想著要搬出去，但她得先找到工作。她幻想著找個男友，但拒絕朋友的安排或加入約會網站。她因為害怕被拒絕而裹足不前——「這就是為什麼我很難走得出去」，而且也和她大學時期的心理治療師就她的恐懼問題進行過廣泛討論。然而，領悟和深入了解並沒有幫助她克服恐懼，或者促使她作出改變，就連思考或談論擁有漂亮公寓和英俊男友會有多棒也同樣無效。

理解問題卻缺少後續行動，讓莎拉原地踏步。在門診中，我引導她專注於她可以採取的主動積極步驟。她提到高中時很喜歡社區服務工作，於是我請她列出一份可以每週去擔任一次志工的團體名單。她選了一家離她家只有幾個街區的養老院，報名每週三到那裡工作。她驚訝自己非常喜歡待在養老院，陪老人們玩紙牌、讀報紙。她喜歡幫助別人的感覺。在養老院的正向體驗鼓舞了她在生活其他方面採取具體行動。她和一個朋友報名參加了兩週一次的有氧飛輪課。她還整理了一份簡歷，把它寄給一家醫療保健初創公司。她在bumble.com網站建立了個人簡介，在十天內赴了兩次約會。約會「並不可怕」，她甚至開始較頻繁地和其中一人見面。養老院的工作讓莎拉的視角發生了轉變。她了解到採取正向行動——而不光是較為正向地思考，有多麼重要。對她來說，行動和活力之間的連結變得清晰了。

在執業實務中，我花了數年時間試圖透過深入了解和自我反思來改變病人的思考方式。我相信，只要我能幫助他們變得更開朗、樂觀，或者不那麼武斷，他們就能如願開始作出改變。但光是談論問題不見得會帶來行為的改變。

行為啟動療法

強調行動的治療計畫稱為行為啟動療法（behavioral activation therapy，BA therapy）。這是一種「由外而內」的方法，強調一個人在現實世界中的行為，而不是「由內而外」、看重患者想法的方法，而這正是多數治療方法的特點。行為啟動是基於一種觀點，也就是參與一些有意義、帶來滿足感的活動可以改變人的感受，對抗沉思默想、迴避這類抑鬱的消遣方式。《柳葉刀》（*The Lancet*）醫學期刊上的一項調查顯示，在治療抑鬱症上，ＢＡ療法和黃金標準的「由內而外」療法——認知行為療法，同樣有效；後者主要側重在重構有問題的思維，打破負面思考模式。另一項針對兩百四十一名抑鬱症患者的研究顯示，ＢＡ療法和抗抑鬱藥物同樣有效。

眾所周知，我們的感受會影響我們的行為。如果你心情不好，你很可能會發脾氣或氣沖沖對人說話。較不明顯的是，**你做的事也會影響你的感受**。當人們在日常生活中尋求參與、連結和學習體驗，他們會感覺更強大、更有活力。BA鼓勵計畫性、具體而果斷的行動，而不是迴避困難狀況，或被動地讓當下的感覺占上風。一項針對鬱悶大學生的研究發現，經過五次BA療法門診便讓他們的症狀獲得改善，也影響了他們的大腦迴路。腦部掃描顯示，BA活化了大腦在抑鬱時變得遲緩的區域。

更開朗的心情和更正向的想法只能讓莎拉走到這裡。關鍵是讓她接觸到之前她覺得不自在的情況，並創造出一種成就感和動力感。畢竟，提高勝任感的最好方法是實際去完成你全心投入的事。去做一些你覺得有意義或重要的事，而不光是想，是令人振奮的。

想像一下，在一天結束時有一小時空閒，你決定窩在沙發上觀賞一集你最喜歡的電視節目視頻。一集節目結束，該上床睡覺了。可是你還沒來得及掀開舒服的毛毯，下一集已開始「自動播放」了。看第一集的選擇權在你，但接下來三集是Autoplay。等到你終於可以睡覺，已經很晚了。你的作息被打亂，你為了一個其實不是你作出的決定，犧牲了自己的安寧。人很容易不知不覺陷入偏離原來計畫的行為。想想一對伴侶的情況，他們決定同住，因為一方的租約到期了。當然，這有經濟上的優點，但如果這是同居的主因，那他們的關係就是在Autoplay狀態。比起那些聳聳肩說「就這樣了」的男女，那些經過深思熟慮而決定同居的伴侶，會在日後經歷更高品質的婚姻。作出有意識的選擇可以保護人際關係。

被動的存在是欠缺活力的。在Autoplay模式中過日子，逃避挑戰，孤立自己，沉溺於過去，往自己內心挖掘，這些只會讓我們遠離能賦予我們活力的體驗。的確，活力是我們所選擇的生活方式的一種反映。

別光想，去做

談論自己的問題、掌控自己的想法、正向思考並不會自動帶來建設性改變。紐約大學心理學教授嘉布莉兒．厄廷根（Gabriele Oettingen）發現，那些花時間想像達成目標的感覺會有多美妙，而沒有採取具體行動去實踐的人，較不可能達成目標。在一項針對參加減重計畫的肥胖女性的研究中，厄廷根發現，那些對減肥有正向幻想——例如向一年沒見的朋友展示自己的新身材，或者假設自己很容易忍住不吃掉剩下的甜甜圈——的女性，和那些對眼前的挑戰持現實態度的人相比，她們減重成功的可能性較小。

厄廷根在多個領域發現類似的模式，包括戒菸、發展人際關係、取得好的考試成績和找到工作。光是幻想成功而不去追求也會削弱動力。夢想最後會讓人失去活力。事實上，在一項研究中，那些被要求對未來一週發出正向幻想的受測者，感覺精神較差，據報後來也成就不佳，對日常挑戰的掌握能力較低。此外，遇上挫折時，他們也較少付出努力並堅持下去。厄廷根推論，在心理上實現自己想要的，模糊了努力達成該目標的實際需要。

心理對比法

與其幻想，不妨試試結合了樂觀和實際的心理對比法（mental contrasting）。心理對比的意思是，想像一個正向的結果，同時認知到各種潛在障礙，並且擬出克服這些障礙的行動。厄廷根基於她對心理對比法的研究，主張進行一種她稱之為WOOP的目標設定法，來縮小當下現實和理想未來之間的落差。這四個步驟是：

一、願望（Wish）：你有什麼願望？許個願吧。

想像一個你覺得有意義和重要、可以在一定時間內實現的事。把目標用文字表達出來。

例：「我想在數學考試中取得好成績。」「我想在生活中感受到更多感激之情。」

二、結果（Outcome）：實現這願望會有什麼結果？

你會有什麼感覺？想像那種感覺，並用文字表達出來。

例：「我會有努力投入工作的感覺。」「我會很自豪。」「我會感到莫大的寬慰。」

三、障礙（Obstacle）：阻止你前進的頭號障礙會是什麼？

想想什麼會阻礙你實現自己的願望。對自己說或者寫下來。

例：「我很難拒絕別人。」「我會被社群媒體干擾。」「我老覺得累。」「我總是拖拖拉拉。」

四、計畫（Plan）：你克服這個障礙的計畫是什麼？

你可以採取什麼樣的行動來解決這個障礙？制定所謂的實踐意圖（Implementation Intention，也就是行動計畫），在障礙出現時應對它。

例：「如果有人要請我喝酒，我就說，『不，謝謝。』」「如果我晚上和家人共處時被手機干擾，我就把它放到書桌上。」「如果我想吃垃圾食物，我就到街上散散步。」

將挑戰個人化，確定克服挑戰的方法，可以增加動力，加深投入感。心理對比法已被發現是一種讓緊張的大學生增加體能活動的有效方法。學生們運用WOOP提升了成績和時間管理。為了減輕工作壓力，每天進行WOOP練習的護理師報告說，三週後他們的精神和身體症狀減輕，活力和敬業度則增加。重要的是，每位護理師都有各自的減壓願望，而且確認了願望實現後的成果。

心理對比法也可以用來減少人際關係中的不良行為。就一對伴侶來說，免不了會有缺乏安全感的時候，即使是擁有忠誠伴侶、自信滿滿的人，也會擔心被拒絕。這不是需索無度，這是人性。愛永遠伴隨著愛被剝奪的風險。當我的一個病人去拉斯維加斯參加單身派對，他交往三年的女友整個週末狂打手機、發簡訊給他。大部分信息弗蘭克林都回覆了，但不是全部。等他回到家，她變得疏遠又冷淡。儘管當時弗蘭克林熬夜賭博，但他並未做出會對女友不尊重或惹她生氣的行為。他給她帶了件禮物——一只帶有艾菲爾鐵塔造型小飾物的銀手鐲，來紀念他們在巴黎相遇。他以為她會被感動，但禮物只加深了她的不安全感，讓她冷漠得更加徹底。

弗蘭克林的女友拒絕了他接下來幾天表達愛意的所有嘗試。後來，她在一次伴侶門診中解釋說，她在他不在的時候急著聯絡上他，這讓她感到難為情。她確信自己的需索無度實在太明顯了，而他送她禮物完全是為了安撫她。為了保護自己，於是她把他推得更遠。

每當你很想查看伴侶的電子郵件、檢查她的通話紀錄或從事其他不安全感導致的行為，心理對比法可以幫助你克服這種衝動。記住設定WOOP目標的四個步驟，如果你的**願望**是停止搜查你的伴侶，因為**結果**是更多信任，但**障礙**是不安全感，那麼，你的**計畫**可能是，「如果我感覺自己要得太多或嫉妒，我就打電話給我的死黨。」積極主動引導自己遠離障礙，改採一種可行的替代做法，會有助於你避免從事不利自己的行為。

風滾草因素

傑克的工作需要花很多時間在路上，即使在家裡，他的排程也往往讓他不得閒。他有兩個心愛的年幼女兒，他渴望有更多時間陪伴她們，但他經常得一早趕去參加早餐會，晚上也是直到女兒們都睡了才回到家。週末，他會陪她們去參加生日派對和遊戲聚會，但他想要更多輕鬆自在的親子時光。每個週日晚上他都會向自己保證，接下來一週一定會改進。

傑克一天的大部分時間都花在和公司西岸辦公室的溝通上，也就是說，他一天的開始過得還算平靜，然後隨著加州辦公室的忙碌而加速運轉。讓他忙得不可開交的不只是時程表上的事項，還有許多突發狀況需要他立即處理。一回神，又到了週五晚，他依舊難得和女兒見面。

阻撓傑克心願的是我所說的「風滾草因素」，一種無奈地隨風到處翻滾的感覺。我的病人意識到，他經常被動地接受別人提出的議程和意見。雖然他生活中的大部分時間都是由他無法掌控的力量支配的，但他必須開始理出他有權決定的事項。我們討論了許多做法。睡前見到女兒的可能性不大，於是他想出一個較可行的計畫：如果沒有出差，傑克就每天早上陪她們走路去學校，風雨無阻，只有他和兩個女兒。如果有人提議召開早餐會，他完全知道該如何回答，「抱歉，早餐時間不行，能不能安排在晚一點的時間？」他把iPhone行事曆的時間封鎖，免得又突然得開會。傑克還告訴他的助理，上午八點半到九點之間永久沒空；這個時段變得神聖了。

就這樣，無論晴雨，傑克和兩個女兒手牽手走路（或蹦跳著）去上學。早上散步成了他一天的亮點，而且產生了月暈效應，讓一天的其他時間跟著快活起來。他的工作量從未改變，但他感覺壓力減輕了。早上的例行活動讓他精神飽滿。當行動和意念取得一致，你就強化了自己對抗日常生活亂局的能力。傑克告訴我，他已不再被那些曾經讓他輾轉難眠的「本可、本該、本會」的念頭困擾了。

「妳知道為什麼嗎？」他問，「因為我去**做**了。」

WOOP目標設定法的核心是，預測現實生活中那些可能會破壞你的真實慾望的障礙。計畫和列出輕重緩急可以讓你避免作出一時衝動的決定。目前發生在你身上的任何問題都將失去對你的掌控。憤怒、憂慮等強烈情緒將不再有威力。採取適當的行動能讓你克服徒勞無功的傾向，防止你被一些突來的念頭和情緒化的慾望給淹沒。

下定決心作決定

人常會發現自己一時語塞，想不出完美的話來回嘴。直到晚一點，當他們在回家的路上，理想的回應才會突然湧現。法國人對這種惱人的狀況有個特別說法——esprit de l'escalier，意思是「遲來的機智」。患者常談到他們真希望自己在特定時刻說的話。他們在腦海中重溫對話，心想，當時我怎麼沒想到XYZ？他們希望自己能回到過去，用他們不凡的機智回應或妙語，讓對方啞口無言。

然而，說到放不下的遺憾，如果未能表達出自己的價值觀——尤其是關係到他人時，往往會產生更長久的影響。幾年前，我在台上和佛教導師竹慶本樂仁波切（Dzogchen Ponlop Rinpoche）進行了對談，其間他分享了一個感人寓言，說明被動選擇的持續影響力和後果。

兩個僧侶一道在樹林裡散步。他們一度來到一條水流湍急的河邊。當僧侶們準備過河，他們發現有個虛弱的女人也在試圖過河。女人問他們能否幫助她渡河。兩名僧侶互看一眼，因為他們曾立誓不碰女人。然後，一個僧侶一言不發將女人抱起，扛著她過河，將她輕輕放在河的另一邊，繼續他的旅程。

另一名僧侶不敢相信發生的事。回到同伴身邊後，他沉默不語，一小時過去，兩人沒交談半句。最後，困惑的僧人再也忍不住，衝口說出，「做為僧人，我們不得碰觸女人，你怎麼可以把那個女人扛在肩上？」另一名僧侶看著他說：「兄弟，我已將她放到河的對岸，你為何還扛著她呢？」

消極地面對事情可能會讓人懊悔、反覆沉思。就像那個不幫助女人的僧侶，我們一路「扛著」我們的不作為。在二〇一三年雪城大學畢業典禮上，作家喬治．桑德斯（George Saunders）在演說中對畢業班學生提到，人生中有些事，他真希望當初能有不一樣的做法。他說了一個深具啟發性的故事，他的班級在七年級時有個新來的女同學，她害羞又笨拙，他的一些同學老愛取笑她。在自助餐廳沒人和她坐一起，下課時也沒人陪她玩。幾個月後，她家搬走了，他再也沒見過她。

「為何過了四十二年，我還在想這件事？」桑德斯問。「比起大部分的同學，其實我待她還不錯。我從沒對她說過不友善的話。事實上，我有時甚至還（溫和地）為她辯護。但這事仍然困擾著我。因此，我可以確定一件事，儘管有點老套，而我也不太確定該怎麼辦：我一生中最後悔的是，沒能表達善意。」

這麼多年過去，桑德斯仍然「扛」著那個七年級的女孩。許多人最放不下的遺憾是他們希望自己當初做了的事，而不是他們做過但希望自己沒做的事。這些事可大可小。比較一下在祖父母去世前整整一個月沒給他打電話的遺憾，以及打一通電話花的力氣。我有個患者後悔沒參加一位密友的婚禮，因為（提防狡辯）這位患者工作很忙，決定不參加省得麻煩。幾十年後她仍然承受著這個決定帶來的痛苦——儘管這對夫妻如今已經離婚。她告訴我，這段經歷的一絲絲小慰藉是，她用這故事教她的孩子出席朋友活動的重要性。

想要優化你的活力，就把護欄設在適當位置，以免在一週（或一個月、一年或十年）結束時後悔自己的抉擇。當然，你不可能擋掉或預測每一陣風的來襲，但你可以建立一個安全機制，讓這些風不會把你吹離航道。有了架構，意圖較有可能轉化為行動。要過一種更審慎、更有活力的生活，別莫名其妙落入決策。積極作出決定。

第三篇

與他人連結

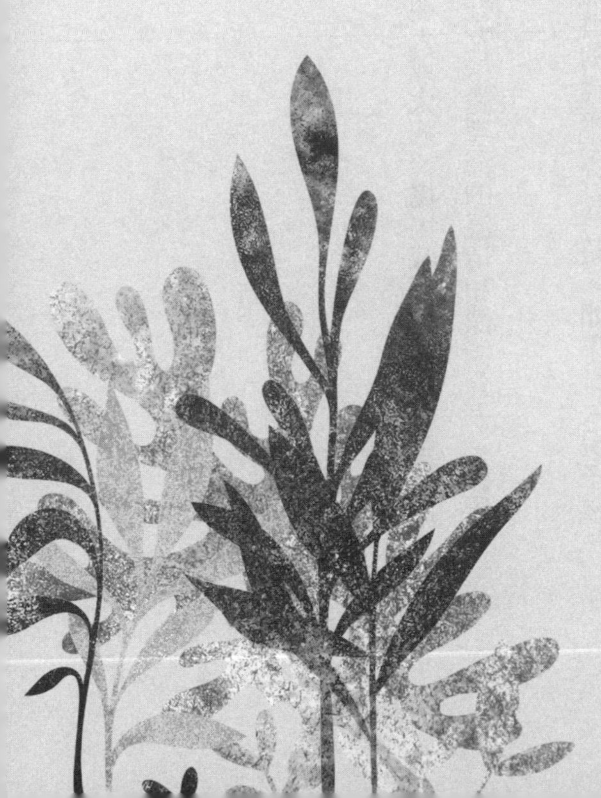

第11章

錯過一鍋美味

在重大人生事件之後——例如失去親人或大病一場，我們往往會得到源源不斷的社會支持。同事提供支援，親朋好友帶著豐沛的溫情和慷慨介入，鄰居帶著大鍋料理上門。

因為這類事件通常顯而易見，受難者的需求十分清楚。如果某人房子被燒毀，他顯然需要一個住處。如果某人父母去世，我們會寄弔唁信和鮮花。用各種方式給予、接受支持是一種約定俗成的社會行為。

對於日常壓力則幾乎沒有類似的援助，這或許是它的後果會如此嚴重的部分原因。沒人會因為聽說你通勤不順利而送牛肉捲來給你。通常你也不可能因為忘了帶傘，被雨淋得濕透而得到擁抱。（誰想抱一個濕答答的人？）朋友也不會因為你找不到停車位，結果預約看診遲到了，而打電話或發簡訊安慰你。

在紓解日常壓力方面，對社會支持的需求和正向互動的好處並不明顯。我遇過許多人，他們努力做好工作，投入時間和精力關注工作期限，完成案子。他們盡責地準時參加會議，回覆電郵——太認真了，以致他們滿不在乎地讓另一半坐在餐廳裡乾等，自己則在盥洗室回電子郵件。和同事客氣相處了一整天之後，他們對伴侶大發雷霆。他們會抽時間回工作電話，卻忽略朋友的來電。急事往往掩蓋了重要的事。我們和他人的關係被擠到一邊，因為日常瑣務的需求和挑戰占據了我們的注意力，耗盡了我們的精力，劫持了我們的時間。

在醫學院期間，我有做不完的研究，學習不完的東西。成為醫生這件事占據我的全部關注。我略過所有生日、洗禮和婚禮，我很少撥空去見朋友或家人，有一年我甚至忘了父親節。與此同時，我對病人、老師和同學近乎病態地客氣。我會向一個踩到我腳趾的陌生人道歉，卻在情感上和我親近的人疏遠。我的估計是，我的朋友家人應該會理解而且原諒我沒有盡力維持人際關係。因此，當我發現我沒有獲邀參加朋友的小型生日聚餐，我很生氣——對她。我向姊姊抱怨，這位朋友太狠了，竟然把我從名單上刪除。還記得我說，「反正我也沒辦法去，所以她更應該邀我的。」

姊姊來電問我，「妳上次打電話給人家是幾時的事？」當我承認已有一段時間了，她回說，「這能怪誰呢，莎莎？妳必須努力啊。就像奶奶常說的，『勤澆水的地方草更綠』。」

社群關係不能臨時起意

幸福來自陪伴，不是內在。可悲的是，當小石子落下，最親近的人往往是頭一個遭殃的。繁忙的工作排程、惡劣的心情、倦怠和各種電子裝置都會導致我們忽略自己關心的人。更糟的是，人們普遍認為心理健康完全是個人責任。勵志產業不斷告訴我們，無論我們想要或需要什麼，都要靠我們自己去爭取。宣揚這種偏差心態的流行標語包括：

- 「幸福是一種內在任務。」
- 「你所需要的一切都存在你的內心。」
- 「先找到自己，其他一切便會隨之而來。」
- 「想變得強大，你就要學會獨自奮戰。」
- 「把自己放在首位就對了。」

這些口號不會賦予我們力量，反而讓我們感到沉重。做為精神科醫師，我面臨的一大挑戰是說服患者少關注自己，培養和他人的連結。幾乎每個病人都想變得更快樂，就像蘇珊娜，她穿著T恤走進來，T恤上明白寫著「真正的幸福不假外求」。

和交往多年的男友分手後，蘇珊娜決定她需要多花點時間在自己身上。來找我只是這種自我激勵戰略的一部分。此外她也開始冥想。她買了一台跑步機。她清理了衣櫥，把所有無法讓人「怦然心動」的東西都送人。每兩週她都會用冷壓蔬果汁進行排毒。當我問她多久見一次朋友，她回答，「最近不常見面。」她把自己放在第一位。

認為以自我為中心的努力是獲得幸福的唯一途徑的這種信念是偏差的，而且往往有害。社群關係不能臨時起意。歸屬感不是正向心理健康的附帶產物，它是核心。

我告訴蘇珊娜，有一項研究，一些人被問到，「你能做什麼，來讓自己在未來更滿足？」他們的答案包括：戒菸，找份更好的工作，賺更多錢，花更多時間和朋友家人在一起，幫助他人。

一年後，研究人員再度訪查這些受測者。比起那些表示要尋求非社交方法的人，表示要尋求涉及他人的方法的人，經歷了更正向的變化，也更滿意自己的生活。社會參與完勝個人利益。

研究發起人得出結論，「除了對於人能如何增加幸福感的深入觀察，我們的研究也強調他人在我們生活中扮演的重要角色。社群關係和從屬關係對健康有著強大影響力；孤獨和社交孤立甚至和死亡率的增加有關。我們的分析進一步強化了一種觀念：對社群關係的投入是實現健康、長壽和幸福人生的重要槓桿點。」

同樣地，多人參與的健身活動，對健康起的作用也最大。參加團體運動的人報告的每月心理健康狀態不佳的天數最少。和他人進行身體接觸甚至還可能讓人延長壽命。根據一項對丹麥男女運動員的研究，網球手（多活九點七歲）、羽毛球手（六點二歲）和足球愛好者（五歲）比那些單獨從事慢跑（三點二歲）、游泳（三點七歲）或騎單車（三點七歲）等活動的人更加長壽。

提高心率是好事。大家一起來那就更好了。此外，安排和朋友一起健身或散步，可以避免你臨時變卦。行為科學家稱這叫承諾機制（commitment device）。我稱這叫不想變成「爽約王」（flake）。我有個固定約會，每週五早上和一個朋友去散步，而每次總有那麼一刻，我突然很想給她發簡訊，說我必須取消約會。我可以找到千百種理由不去赴約，天氣太冷，太熱，我累了，我有十幾封電郵要回，我就是沒那心情。但我不想成為一個讓朋友失望的爽約王，每次都會走出家門。

日常生活的忙碌性質原本就會吸引我們進入自己，遠離他人。日常瑣務會引起自我沉溺，各種紛擾會促成自我關注。這點本身就往往具有破壞性，而且可能因為堅信幸福完全是一種內在、個人的過程而加劇。退縮到自身和自我關注會促成自戀行為，恰恰是愛和連結的反面。「其他人很重要。」著名正向心理學家克里斯多福．彼得森（Christopher Peterson）這句名言傳達了幾十年來的研究發現：深厚而有意義的親密關係是幸福的核心。如同吸菸、酗酒、肥胖和空氣汙染，缺乏正向人際關係也是早逝的一大危險因素。

就一個社會而言，我們重視獨立，重視自給自足。我們讚揚個人成就，捍衛個人幸福和成功。許多正向特質，例如積極性、自制力、自信和好奇心，被認為是由內產生的。每當談到擁有心理韌性的人，我們腦中總是浮現一些克服重大挑戰的勇士——約翰．馬侃、馬拉拉、歐普拉和衝浪手貝瑟尼．漢米爾頓。我們珍視他們的內在力量和個人毅力。當我們提到日常的勝利或挫折，也總是把它歸因於人的個人特質。

瑪麗考得這麼好是因為她積極進取。

傑克無法堅持節食是因為他意志薄弱。

杰琪發表了一場精采演說是因為她充滿自信。

把單一重點放在個人身上，使得原本關於如何積極有效地讓人發揮他或她的自身潛力的更為微妙的故事被過度簡化了。

強調個人成就的力量很容易，但事實是，每個偉大的成功故事都是巨大合作網絡的產物。父母、指導者、老師、教練和大群支持者，都為一個人的非凡卓越作出了貢獻。即使在一些看似由傑出個人所主宰的領域，其他人所扮演的重要角色也不容否認。

例如，說到高爾夫，我們知道頂尖球員的名字——傑克・尼克勞斯、老虎伍茲、阿諾・帕瑪，但只有超級球迷知道他們桿弟的名字。然而，每一位桿弟都是這位優秀高爾夫球手成功的關鍵。好的桿弟扮演著開導者、朋友、諮詢師和教練的角色。他們是幫助選手保持專注、建立信心的夥伴，尤其是在推球入洞失敗後。桿弟在幫助球員在壓力下放鬆、不過度思考擊球上發揮著重大作用。擊掌、熊抱和一句適時的玩笑可以幫助球員達到最佳表現。正如職業高爾夫球手強尼・米勒指出的，「我不認為其他運動的球童和選手之間存在像高爾夫這樣的共生關係。」

無論什麼行業，建立連結都是取得成功的關鍵。在藝術界，人們一直認為約翰尼斯・維米爾是一位孤獨的天才，但華盛頓特區國家藝術館的一次展覽打破了這個迷思。維米爾置身在忙碌的藝術環境中，他的作品受到和同輩思想交流的推動和啟發。相互扶持的關係可以促進個人成長，起到順風的作用。密西根大學心理學者發現，人感受到的支持越多，就越有信心接受挑戰。

我的病人吉娜是一位企業家，她創立了一個廣受歡迎的有機品牌。她的高中母校想展示她的成功經歷，並邀請她在畢業典禮上對畢業班演說。吉娜感到很榮幸，但她的第一反應是回答：「不可能。」寫一篇好的畢業講稿需要花費大量時間和精力，吉娜覺得自己做不到。她回頭向校委會提議，「我何不只參加前一晚的典禮和雞尾酒會？這樣我就可以見見學生，回答他們想提的任何問題。」

吉娜的丈夫意識到這麼一來她將錯過向更多學生傳達信息的機會。他勸她迎接挑戰，並提醒她，她在前一年的一次會議上發表的精采演說。他提出要為她讀草稿，聽她練習。她終於同意了。吉娜的演說很成功，充滿鼓舞和幽默。她很感動丈夫鼓勵她驅策自己。在困境中，最好的關係是力量的源泉。即使不是逆境，它也能鼓勵我們欣然接受、追求並充分參與能夠增加幸福、促進成長的機會。

表面上，那些被稱作「行動派」（go-getter）的人總被認為擁有能夠激勵他們前進的豐富內在特質。然而，迎接挑戰、追求目標的信心也來自遠超出個人以外的來源。許多支流匯入最終構成了自我的河流。想到這點，除了欽佩他人的成就，或許我們也該慶幸他們的父母／朋友／伴侶給予的愛和支持。在每個堅毅強韌的人背後，通常都有一個相信、支持著他們的人。

不那麼陡峭的山

當你感覺自己和別人有連結，就不容易被小枝小節給惹惱。研究顯示，當健行者有友伴同行，山爬起來感覺較不陡峭。和親人擁抱後，公開演說似乎不那麼緊張了。一項針對醫護人員的研究發現，即使在極度緊張的一天後——例如遇上暴力事件、患者失蹤或接到涉及孩童的電話，比起那些報告社群支持程度較低的人，那些報告接收的社群支持程度較高的人睡得比較好。儘管生活繁忙，但感受到被愛、被關懷，讓他們的睡眠品質相對安穩。

另一項針對已婚男女的研究證明，光是握著配偶的手的簡單動作就能緩解身體不適。握手減少的不只是主觀的疼痛感受（在本實驗中是電擊的痛感），還包括大腦和身體對疼痛的生理反應。握陌生人的手強過沒跟任何人握手，但關係的品質很重要：最恩愛的夫妻體驗到的益處也最大。知道自己被愛確實可以減少痛苦，減輕負擔，推動你爬上陡峭的山丘。

第12章 拉開一點距離

「我究竟是誰？」

第一次門診，凱利形容她的日常生活有如「危機衝浪」，並說她接受治療是為了「發現自己」。之前她就開始這麼做了，方法是閱讀大量自我成長書籍，以及將自我護理擺在第一位。透過自我反思，她希望自己最終能弄清楚自己是誰，想要什麼。然後成功、幸福和成就感就會隨之而來。

當你心力耗盡，自我關注可以是一種自保的形式。當生活陷入混亂，每個人似乎都有求於你，這是一種本能反應。更何況還有支持這做法的强大文化、商業訊息，例如來自一些富有、光鮮亮麗名流的現身說法。

當日常瑣務的小石子嘩嘩落在你身上，專注於自我是一種誘人的選項，但它不是讓你感覺好些的最佳對策。自我關注或許會讓你覺得不那麼脆弱，但它也會讓你失去活力。向內蜷縮，拿一支細齒梳子一次又一次溫習那些困擾你的事，仔細檢查已發生或可能發生的事情的每個細節，可能對抑鬱症的發作和持續起到作用。

不要自我沉溺，而要在你和困擾你的事物之間留出一些空間。自我抽離（self-distancing）有助於減緩日常紛擾的惱人程度。失敗和挫折似乎不再那麼切身。自我抽離甚至能幫助你善加管理對於未來煩惱的焦慮——例如考試不及格或生病。

在激動狀態中建立心理隔離可以暫時將自我放到一邊，提供視角，讓人較容易繼續往前。它還可以減少沉思。沉思（rumination）一詞源自拉丁語ruminari，意思是反芻——半消化的食物從胃裡回流出來再次咀嚼。事實上，反芻動物（牛、鹿、長頸鹿）的第一個胃被稱作瘤胃（rumen）。當我們沉思時，是在精神上咀嚼著半消化的思想。

在一項研究中，受測者被要求回憶一次强烈的負面體驗，然後採取自我沉溺或自我抽離的視角。自我沉溺組得到一組指示，**「回到你剛才所回憶經歷**

的時間和地點，在你的腦海中看見那場景。接著透過你的眼睛看見這段經歷推展開來，就好像你再度經歷一次。重播這次事件，讓它透過你的眼睛在你的想像中上演。」

自我抽離組得到另一組指示，**「回到你剛才所回憶經歷的時間和地點，在你腦海中看見那場景。接著後退幾步。離開這個場景，去到另一個地方，從那裡你可以遠遠觀看事件的發展，並在事件中看見自己。這麼做時，專注在遙遠的那個你。現在，看著這段經歷推展開來，就好像它再度發生在遙遠的那個你身上。重播這次事件，觀察著遙遠的那個自己，讓它在你的想像中上演。」**

然後，兩組人被要求分析他們對這次經歷的感受。那些接獲提示要從遠處分析自己感受的受測者較少把重點放在**重述**（recount）負面體驗中充滿激情的部分，而是以一種富有成效的方式**重新解釋**（reconstrue）它，進而為它提供洞察和總結。有了距離，他們不光是重演發生在自己身上的事，他們還處理了它。

一個自我抽離者寫下，「我把那場爭論看得更清楚了……起初我比較同理自己的處境，但後來我開始理解我朋友的感受。那些感覺或許不理性，但我能理解他的動機。」

這種反應反映了一種繼續前進的願望，因為自我抽離者用理解取代了圍繞著爭論的痛苦，這讓她感受到更多同理心。比較一下另一名受測者——被要求從自我沉溺的角度分析她對負面體驗的感受——赤裸而痛苦的反應：「腎上腺素高漲。氣死了。被出賣了。憤怒。被欺負了。很受傷。羞愧。被踐踏。被瞧不起。被羞辱。被遺棄。不受感激。被逼迫。被嚴重侵犯。」

沉浸在自己的感覺中不見得能助長洞察或理解。它實際上會讓你被困住。當你走出自我，反而更容易理解反面觀點，欣賞微妙之處。問題變得較不那麼黑白分明。一點距離可以幫助你作出更好的決定，更靈活地處理負面情緒。

沉浸在自己的內在想法會窄化你觀察世界的視角——想像一匹戴上眼罩的馬。那或許是向前衝刺的理想視角，卻非常不利於看清事情全貌。經常討論、思索自己，重複自己的問題，會增加痛苦，削弱韌性。

假設你和同事發生衝突。當你沉浸在自我當中，你較有可能對你們的不和作出膚淺的解釋。你可能直接把同事斥為「白癡」，如果是自我抽離，你將獲得全面的視角，能夠看出你們的觀點究竟是哪裡產生歧異。你或許還是覺得你的同事很討厭，但不會覺得是衝著你來。

當你自我沉溺，你更難冷靜下來，把負面問題放到一邊。就好像你腦袋裡有個球賽主播在進行逐場解說，每個煩惱和困擾都會吸引你的注意。一連串惱人事件——「早上我的狗吐在地毯上，然後我的五歲孩子走進來，穿著我們為了參加我表弟即將到來的婚禮——我根本不想去——買的全新禮服鞋；然後他踏上我們的新地毯，然後……」——不斷累積，放大了伴隨的負面情緒。沉思讓人很難專心想別的事。你的心情直直落，怒火冒了上來，平常不太會注意的種種身體疼痛這時成了常態。

採取局外人的角度可以提供洞察，減少對往日挫折和衝突的負面情緒。自我抽離在日常生活中也用得上。在那些諸事不順、你深信所有人聯合起來跟你作對的日子裡，記住……或許並非如此。沒完沒了的紅燈，五個人跟你一起進入電梯而且按下了在你以下的每個樓層的按鈕——當你每件事都往心裡去，情緒耐力（emotional stamina）就會耗盡。

走出自己有助於減少當下的懊惱和憤怒。我有位病人是艾維斯・卡斯提洛的大粉絲。當他感覺怒火上升，他會開始喃喃哼起〈紅鞋〉的歌詞：「以前我很厭惡，但現在我試著一笑置之。」

在一項名為「牆上的蒼蠅較不好鬥」的調查中，研究人員故意激怒受測者，打斷他們說話，斥責他們不遵守指示。和那些沉浸在情緒中的人相比，那些被要求保持情緒距離的人表現出的憤怒比較少。「在引發憤怒的情況下，最糟糕的做法正是人們通常會做的：試圖透過專注於傷痛和憤怒情緒來理解它們。這會使你的腦中充滿攻擊性的想法和感覺，也讓你更可能採取攻擊性的行動。」研究發起人解釋。

自我抽離不僅對你有益，對你的人際關係也有好處。超脫自己的問題能讓我們和他人處得更好。有太多機會可以運用自我抽離——阻止自己沉溺於過去發生的事，提供當下的視角，平息對未來的憂慮。

時間旅行

另一種中斷反覆沉吟的方法是時間旅行。想像未來的自我對眼前壓力源會有什麼看法，已被證明可以減少當前的情緒損害。例如，如果今天和那個討厭同事的互動會讓你心煩，那麼把時間快轉到未來一年，或許能讓你感覺不那麼切身，不那麼持久不變。認知到煩惱的短暫性，可以減少你對它的痛苦感受。

投向未來也能幫助人克服關係衝突。一項研究要求受測者回想最近一次和伴侶或密友的衝突。實驗組被要求思考一年後他們對衝突的感受。對照組被要求描述他們現時的感受。研究人員發現，那些從未來角度思考衝突的人表現出更多的寬容和洞察，據他們表示對這段關係的感覺也較為正向。這個方法對我的病人琪亞拉產生了奇效——她很難放下傷痛。她有一種神奇的能力，能夠記住任何爭執、輕蔑或失望的細節，而且像受過杜威十進位分類法訓練的圖書管理員那樣把它們編成目錄，隨時都可以回想起來。我看得出來，每當她談起這些事，總是明顯地變得不安，陷入一種難以招架的情緒。

採取未來的角度讓她得以觀察這些時刻而不至於神經緊張。「就好像窗戶擦乾淨了，」她解釋說，「死角不再有汙垢，我可以把窗外看得一清二楚。」

對自己說話

改變對自己說話的方式是另一種避免落入沒完沒了的自我關注的無底洞的方法。在你翻白眼之前，我得言明在先，我並不是建議你大聲對自己說話，我也不贊成在對話中用第三人稱來指稱自己，例如「薩曼莎喜歡義大利麵煮得有嚼勁些。」但是有證據顯示，在緊張時刻，使用名字和第三人稱（例如他、她、它、它本身、他們等）來指稱自己，可以增強你掌控自身想法、感覺和行為的能力。

例如，一項研究的受測者被告知，他們必須發表一場重要演講，說明為何他們最有資格獲得他們理想中的工作。他們只有五分鐘做準備。可想而知，情況十分緊張。當五分鐘結束，一半人被要求用非第一人稱或自己的名字（例如，「薩曼莎會不會有一場精采演說？」）來思索他們的焦慮。另一半被要求使用第一人稱進行思考（「我會不會有一場精采演說？」）。接下來，每個受測者被要求在一組評估員面前發表演說，而演說也被錄了下來，展示給一群對實驗條件或受測者收到的指示一無所知的評審。比起使用第一人稱的受測者，被要求使用非第一人稱來思考焦慮的受測者被認為較自信，較不緊張，整體表現也更好。此外，非第一人稱組的受測者表示，他們感覺較沒那麼難堪，而且報告他們在事後也較少反覆思索自己的表現。

一位社交焦慮症患者發現，每當她用「我」對自己說話，就會變得異常苛刻，充滿懷疑。就像電視新聞螢幕下方的字幕，她內心的聲音不斷告訴她，**我不能勝任。我到底怎麼了？我真是笨拙。乾脆回家算了。**

我鼓勵她試著用第三人稱對自己說話，看看這種視角的轉變能否帶來較健康的內在對話。不過，她沒用她的名字「琪亞拉」，而是為自己選了一個新稱號，女超人。她告訴我，每當面對令人焦慮的社交和工作場合，例如在酒吧和朋友碰面、開會當天早上、面試前——她都會對著鏡子說，「喂，女超人，妳辦得到。」

這故事很讓我開心。她不只抑制了厭惡自己的聲音，還增強了自信。

你會怎麼勸朋友？

我們當中有許多人善於向別人提出睿智的忠告，可是當涉及自身的困境，我們就沒轍了。這種不一致實際上有個名稱——「所羅門悖論」（Solomon's Paradox），借用以智慧聞名的古以色列國王所羅門的名字。他的臣民遠道而來向他求教，但在個人生活中，這位國王是一團糟。的確，要擺平數百個妻子並不容易，尤其再加上一群小妾。儘管如此，所羅門國王最大的失敗是沒當好父親。他只有一個兒子，長大後成為無能的君主，導致王國滅亡。

當我們被自己的思想束縛，就很難把眼光放遠。我們較可能關注枝微末節和立即的後果，而不太會考慮到我們行動的更深遠的後果，或察覺到自己的偏見。自利可能不只會讓人戴上眼罩——它還可能使人目盲。

想想在類似情況下你會如何建議朋友，可以幫助你自己作出更好的決定。當你讓問題變得較不切身，最終會看得更清楚。研究顯示，「去中心化」（decentering）——把關注從自己轉移到別人身上，能促成更有效的衝突解決辦法，以及更有效的對個人問題的推理。去中心化也關係到謙遜的培養、對自身缺點的覺察，以及對他人觀點的深入鑑賞。

我常鼓勵患者在談論、思考過去的煩惱時使用自我抽離法，並且運用這些方法來處理日常挑戰。我也勸他們和朋友談到自己的問題時要多留意。有位和婆婆關係不好的患者，她會花數小時向好友重提最近的事件或屈辱，並且猜測她的「惡婆婆」下一步會做什麼。那是她們的日常對話，或者像我的患者說的，是「吐苦水大會」（bitch fest）。過後，她往往更加氣憤。

發洩或許會讓你當下覺得舒服，但反覆這麼做而沒有任何解答或進展，只會讓你感覺更糟。和他人一起過度訴苦或重提個人問題被稱為共同反芻（co-rumination），會放大壓力，尤其對那些已經情緒低落的人。如果你的好友來電提到心煩的事，最好避免問一些會讓他重溫每個細節的問題。「從頭開始，全部說出來！」只會導致他的遭遇和感受一幕接一幕再度上演。不妨提出一個能讓朋友遠離目前處境的問題。我常問我的病人，「如果別人遇上這種事，你會給他什麼建議？」與其糾結在細節裡，不如幫助他擬一個行動計畫。

父母想知道未成年子女腦袋裡在想什麼是很自然的。但是，一個老盯著問題的父母，對孩子可能弊大於利。在一項針對四百名五、八和十一年級學生的調查中，研究人員發現，和母親共同反芻的青少年更有可能和朋友共同反芻，因而變得焦慮、抑鬱。關於負面情緒的循環對話，如果沒有解答，只會加深憂慮和悲傷的情緒，並可能導致猶豫不決。和父母共同反芻的大學生更容易患上焦慮症。共同反芻也可能助長獨自反芻的不良傾向。

我的病人海倫娜告訴我，在她小時候，她母親每天都會在早餐桌上讀報紙。每當看到犯罪或悲劇事件，她都會倒抽一口氣，把整篇報導大聲唸出來，還特別誇大最殘酷的細節。

「瞧瞧這個，」她會說：「唉，真是不幸。妳能想像嗎？一家子就在火災中全部喪生了，多麼可怕！」

當海倫娜的父親走進廚房，表演會重來一次。但這還沒結束。如果她母親在公車站遇見朋友，她會把那則報導再說一次，「妳聽說那場可怕的火災了嗎？」

反覆思索是這個女人和人建立聯繫的方式，包括她的女兒。她回憶起母女倆是如何在去學校的途中坐在車子裡，重提一些牢騷、細想著許多委屈。對母親的同情產生了短暫的親密感，但沒有讓海倫娜學會處理不安或面對挑戰。

成年後，海倫娜養成了類似的耽於談論悲苦的嗜好。最終她意識到，共同反芻會讓所有相關的人陷入情緒的深淵，難以脫身。這類談話會產生虛假的聯繫，引發和人們實際生活脫節的浮面情緒。海倫娜最後了解到，每當一段對話開始感覺像在炒冷飯，就是她該改變話題的信號。

值得注意的是，人的談話風格很容易感染到別人。一項研究結果顯示，和一個陷入沉思的陌生人短暫聊天可以引發沉思，即使平常沒這習慣的人也會受影響。無論好壞，我們就是會反映周遭人們的行為。說到反覆沉思，情況肯定更糟。如果在長途航班上，坐在你旁邊的人打破沉默，問，「你可曾後悔自己在人生中作的選擇？」趕快轉換話題或戴上耳機。

比自己更大的東西

如果你的孩子為某件事心煩，要求他把事情一五一十告訴你，也許之後再對你的伴侶說一遍——「告訴你小媽今天在學校發生的事」，可能會讓他更難過。把每個問題都變成進行中的談話中心，最終會破壞心理韌性。你可能無意中傳遞了信息，讓孩子覺得問題比實際情況更糟或更嚴重，或者你認為他應付不來這種事。如果孩子今天和強尼起了摩擦，明天放學後不要劈頭就問「強尼今天又兇你了嗎？」如果你不放下，你的孩子也沒辦法放下。傾聽未成年孩子的心聲時，保持冷靜，表達同理心，鼓勵他們從不同角度思考情況。比起挖掘痛苦、沉溺在憤怒中，這些是解決問題的更有效方法。

與其把孩子的問題作為日常話題，不妨想想，那些對自己家族歷史有較多了解的孩子——他們的祖母在哪裡上學，他們的叔公在哪裡長大，他們的父母是如何、何時認識的，等等——已被證實比那些不了解的孩子更自信，更強韌。研究人員推斷，幫助孩子發展強大的「代際自我」（intergenerational self）可以提醒他們，他們屬於某種比自己更大的東西。他們不是家族故事的中心人物，而是撰寫中的篇章的一部分。它是「一切以我為主」的反面，因此具有寶貴的去中心化效果。

知道家族曾安然度過了艱困時期——而它的故事仍在繼續推展，會讓青少年遇到的挫折感覺不再那麼令人氣餒。魯德亞德．吉卜林在他的詩〈如果〉中完美刻劃了此一觀點。當你了解家庭敘事的弧線，你會遇見「勝利與災難／並將這兩個冒牌貨同等看待」。

當你滿腦子只想著自己，你就更難發現或利用那些存在於你以外的東西。更難接受別人的觀點，激勵也少了。不安、壓力、緊張、憂慮以及不知接下來如何的恐懼把我們拉回自己身上。人會做出削弱韌性的行為有很多原因。那是本能反應。別人都這麼做。那是暫時的自我慰藉。可是人對苦惱可以有更健康的反應方式。和自己拉開一些距離，我們可以更接近活力。

第13章 順風

人類是由彼此組成的。我們是高度社會化的生物。我們的身體束縛著我們，但我們的社會互動造就了我們。

——譚亞・魯爾曼（Tanya Luhrmann）

當我要患者說說一天的狀況，他們不免會提到生活中的一些人。他們會坦白聊起自己那磨人但極好的孩子、自戀的同事、讓人搞不懂的男友、忽冷忽熱的婆婆、很難伺候的老師、不離不棄的朋友、寵孩子但很需要關懷的祖父母、救命的保姆還有任性的老闆。

正向、激勵人的互動常被認為是一天的最美好時光。我們感謝那個逗我們發笑的人。我們珍視親人的貼心簡訊或同事的讚美。即使和陌生人——咖啡店員、業務員、在郵局排隊的人——的偶然互動，也能成為一天的亮點。

同樣地，負面的互動是日常煩憂的重要來源。毫不奇怪，爭吵是生活中最讓人心煩的困擾之一。早上的激烈交談可能會給這天接下來的時間蒙上陰影。和同事甚至陌生人之間的不愉快談話會讓人渾身不舒服。從我們和他人的互動以及他們所表露的情感可以看出我們的為人。移情（transference）是佛洛伊德在《歇斯底里症研究》（*Studies on Hysteria*）一書中首次提出的一個概念。當對某人的情感轉向另一人時，就發生了移情。佛洛伊德注意到患者在治療中對他產生的深刻而強烈的情感，他假設患者無意識地將他們對人生中重要人物的感情投射到了他身上。我不是佛洛伊德派精神醫師，但我對患者和他們人生中重要人物以及看似無足輕重的人之間的互動非常感興趣。

坐四望五的患者薩拉向我細述了一個「混蛋」的事。在她來我辦公室的路上，那人沒幫她按住電梯。一個小小舉動引起極大的憤怒，觸動了我的病人對於不被當一回事的焦慮。她把這次輕忽看得很嚴重，堅信如果她是一個漂亮的二十歲女孩，那人肯定會幫她按住電梯。

我問她一個我常用來質疑鐵齒病人的問題：會不會有別的解釋？當然，如果她是超級名模的話，那人很可能會替她按住電梯門，但也有可能他約會遲到了，得趕時間……和她一樣。

我們經常尋找可以强化自己的信念、證實自己的恐懼的證據。任何模稜兩可的情況都足以堅定我們的信念。電梯門輕忽事件發生前，薩拉已經因為讀了一篇聲稱女人「三十六歲是顛峰」的文章，而對即將到來的生日惴惴不安。「過了三十六，」她半開玩笑地說，「就開始走下坡了。」

薩拉擔心變老，但問題不在虛榮。經過深談之後才了解，她擔心丈夫會離開她，去找個較年輕的女人。薩拉目睹了父母婚姻中的這種過程，她父親在她母親四十五歲時離開了她，和年輕的秘書在一起。薩拉對這種老套很不以為然，但還是耿耿於懷。雖然她同情母親，但她也怪母親沒有更努力抓住父親的心。

薩拉承認，過去幾個月她對自己的丈夫變得越來越冷漠疏遠。和一個急躁男人的短暫偶遇讓她確信，步上父母的後塵已是不可免的了，而這都是她的錯。讓這份恐懼浮上檯面讓她得以直接面對它。

我花很多時間和患者談論他們日常的邂逅——好的，壞的，他們希望擁有的，他們有意迴避的，甚至是他們沒意識到錯過了的。並不是說患者不重視他們的人際關係。他們很重視，但日常瑣事會礙事。他們忘了努力去維繫。

正向的人際關係不只支持著個人處理壓力和逆境的能力，也支持著個人學習、成長和探索的努力。簡單地說，它們是活力的寶庫。考慮到有意義的人際關係對一個人的諸多好處，我們有必要討論一下何謂好的人際關係。在一項名為「歸屬感的需求」（The Need to Belong）的重要研究中，一群社會心理學者探索了社會連結的本質，以及和他人持久而有意義的聯繫的基礎。他們的研究結果顯示，健康、充實的人際關係的一個重要面向是，經常進行正向的互動。意思是，例如，如果家裡每個人都把鼻子對著螢幕，那麼光是共處一室是不夠的。在友誼的範圍內，給朋友的 Instagram 貼文按讚，轉發他的推文，發送群組郵件祝福聯絡人名單上的每個人新年快樂，這些都不算數：它們都是情感回報很低的低努力連結。

你可以每天和人打交道，但依然覺得孤單。名義上的聯繫就是缺少高品質聯繫對身心健康的好處。當互動充滿衝突和輕蔑，或者如果雙方感到空虛，欠缺關懷，那麼它是一種人際關係，但不是圓滿的人際關係。有位患者告訴我，有時候她必須發簡訊給男友來引起他的注意，即使他就坐在旁邊。事實上，有五分之二美國人有時或總是覺得他們的人際關係沒有意義。

擁有社會連結不必然表示你**感覺**到連結。感覺自己被關懷、欣賞和理解是獲得歸屬感的必要條件。能傳達出真正愛的感覺的，往往是根植於日常關係結構中的許多微妙行為。

分隔兩地的已婚伴侶（例如所謂的「通勤夫妻」）透露，一起生活最讓他們懷念的是那些「小事」——看似瑣碎的時刻，像是早上一起喝咖啡或晚上一起看電視益智節目 Jeopardy!。頻繁的長途電話交談有幫助，但並不能彌補日常交流的不足。分享信息和討論現實問題無法產生和互相陪伴相同的愉悅感。

有人可能會認為，通勤夫妻比同居夫妻較不快樂的主因是他們的性生活較少。證據顯示情況並非如此。研究中的大多數通勤夫妻，即使在同居狀態下，通常只在週末進行性行為（這和同居夫妻的調查結果一致）。因此分開一週不太可能影響他們的性生活。

除了性，情感和形體都在一起還具備了某種滿足歸屬感所必需的東西。就在那份溫馨感、眼神接觸、搭在肩上的手、溫暖擁抱、頰上的一吻當中。的確，這種「不實在的」（insubstantial）互動其實是相當牢靠的。根據英國「終結孤獨運動」（Campaign to End Loneliness）的調查，超過一半的孤獨者只是少個人可以一起大笑。人們渴望的只是些單純的日常活動，例如共餐（35％）、擁抱（46％）、牽手（30％）和鄉間漫步（32％）。

單純的日常正向互動是伴侶關係和人際連結的命脈。有證據顯示，這類互動比公開表態支持或關切更有價值。我有位好心的友人，她常擅自假設我的健康狀況不佳，每次我們見面她都會表達有點體貼過了頭的支持。

「一切都還好嗎？老實說。妳真的還好嗎？妳好像很累，我要替妳弄杯薑汁康普茶，幫妳對抗可能染上的感冒。」她皺著眉頭說。

在她評論我的邋遢外貌之前，其實我感覺相當好。然後我就不知該說什麼了：**我的樣子真有那麼糟？該調杯康普茶了？也許我病了……？**

當支持和他人的需求不同步，可能會弊大於利。在表達擔憂或提供援助之前，請考慮它可能會對接收的那一方產生什麼影響。未經請求擅自提出建議可能會無意間讓對方覺得自己不稱職或無能。想像一下，家長在孩子問都沒問的情況下跑過來幫孩子做數學作業。過度涉入可能會削弱別人的信心。積極回應他人的需求時，要能讓對方感覺被理解、被認可，同時表現出關懷——不管有沒有康普茶。

無形的支持

不同於拙劣姿態，最有效的支持往往是接受者看不見的。例如，你可以包辦洗碗機維修的流程，來讓伴侶不需擔心機器故障。你可以收拾一下，讓伴侶回到寧靜祥和的公寓。如果伴侶面對忙碌的一天，一大早就得用車，你可以事先把油箱加滿。如果伴侶的老闆在週末發了封電郵，要求週一早上開會，那麼把它當作好事，可以影響伴侶會把這訊息看成威脅或機會。如果同學擔心即將到來的數學考試，你可以要求老師為全班安排課後學習。

一群準備參加紐約州律師考試的法律系學生被要求把考試前幾週從伴侶那裡獲得情感支持的經歷記錄下來。他們的伴侶也被要求記錄自己為這些學生提供的支持行為。比起那些獲得更多公開支持的學生，那些獲得無形支持——在他們看來不太明顯的支持——的學生所經歷的焦慮和壓力較少。看來，最有效的支持方式是在不突顯接受者的特定需求的情況下進行的。提供無形支持或許是成為一個好的父母、導師、朋友、伴侶和醫生的精髓之所在。

體貼的微時刻是健全人際關係的秘方，能促成連結感和更大的幸福感。社會關係緊密的人之所以更健康、更快樂、更有活力，並不是因為他們更容易每次一感覺有點緊張就要求並接受支持，而是因為他們的親人很可能以無數種微妙方式提升了他們的生活。

傳達溫情

鮮花巧克力很棒，但讓人感覺被愛的是隱含的情感交流。反應積極（responsiveness）對情感的表達至關重要，是親密關係的基石。反應積極意謂著持續不斷讓對方知道，他們每一天都被真正地理解、珍視和關懷著。溫柔的行為能帶來高品質互動，在長、短期內增加愛與熱情。

在一段關係的開始階段，兩人如膠似漆，浪漫氣氛和性慾占據了舞台中心。然後，久而久之，最初的熱情退去。據推測，隨著熟悉和親密感的建立，慾望會減弱。這就是所謂的「親密關係－慾望悖論」（intimacy-desire paradox）。這種悖論是基於一種信念，即慾望是由不確定感和新奇感驅動的，因此人們的情感連結越多，他們對彼此的慾望就越小。

但在以色列進行的一項研究對親密關係－慾望悖論提出質疑。研究顯示，性慾實際上會隨著親密程度的提高而**增長**。「時間久了，反應積極是灌溉這種捉摸不定感覺的最佳方式之一，」研究人員伯恩鮑姆（Gurit Birnbaum）寫道，「〔這〕比任何煙火性愛都來得好。」

體貼舉動和彼此的努力會激發性慾，尤其對女性而言，儘管男性也報告了性慾的提升。帶回她最愛的冰淇淋，輪流挑選影片，決定讀同一本書，給他發一則調情簡訊，這些都是積極反應的方式。當然，並不是所有親密感都有同等作用。一起刷牙，不關浴室門，在伴侶面前修剪腳趾甲，這些可能都無法煽動慾火。俗話說，如果你始終保持初心，戀情就不會走到終點。

當有孩子要養，有帳單要付，有衣服要洗，要保持親切可人並不容易。塔琳意識到，回家後，她常把自己身為急診室醫生積壓了一整天的挫折感，發洩在伴侶和孩子們身上。「我衝進屋子，大聲指責、命令，『朱利安，馬上去洗澡。』『伊森，你怎麼不去準備歷史考試？』『怎麼還沒人出去遛狗？家裡的事該我一個人扛嗎？』」

由於塔琳喜歡發號施令，她的丈夫和孩子開始用諾曼．史瓦茲科夫將軍的綽號，「風暴諾曼」，來稱呼她。一回到家，她和丈夫就開始鬥嘴，孩子們開始打架，連幾隻狗都被惹毛了。在治療過程中，塔琳了解到她的丈夫並非她所指稱的那樣不體貼，她的孩子也不像她抱怨的那樣不知感恩。真正的問題是，白天壓抑的不滿情緒影響了她晚上的家庭生活。

我們商量要擬定一個「淨化程序」，幫助她「洗掉」一整天的負面殘餘情緒。我告訴塔琳，有個高中英語老師，她會坐在車裡聽十五分鐘重金屬音樂來減壓。我知道這招對她沒用，但它引發了一些想法，例如塔琳決定在搭地鐵回家的路上不再滑手機查看工作郵件，而是讀一本小說；她提前一站下車，以便有更多時間走出負面能量；她效法災難片《危機總動員》（*Outbreak*）的一幕：一回到家，塔琳立刻脫去工作服，換上柔軟的運動長褲。

我還鼓勵塔琳設法更有效地處理工作中的壓力，讓它不至於在一天結束時造成如此大的負面影響。她一向認為休息是浪費時間，結果發現休息實際上讓她更有成效。她的孩子們想出第三個主意：他們拿了她的手機，把她的螢幕保護程式改成史瓦茲科夫將軍的圖像。他們解釋說，雖然他是一名優秀的指揮官，但他們不喜歡他們的母親變成他的樣子。塔琳手機上的圖片讓她笑了。自嘲永遠是一帖良藥。

幸福夫妻怎麼吵架

當我年輕時，我以為處於幸福關係中的人很少吵架。在我早期的臨床訓練中，我問一位年長病人瑪格麗特，她和她丈夫是如何避免衝突的——她已經過了五十幾年幸福的婚姻生活。

「妳在說笑吧？」她放聲大笑，問，「我們一天到晚吵架！」

事實證明，幸福夫妻和其他人一樣，也會意見不合——差別在他們爭吵的方式。

「就算我們已經同意放下歧見，我總覺得他嘗試採取我的視角，從我的立場看問題。」瑪格麗特解釋。

同樣地，反應積極是關鍵。感覺到戀人試圖理解你的真正想法，尊重你的觀點，有助於保護一段關係免受衝突的潛在危害，甚至能強化你們的聯繫。

當幸福夫妻起爭執，他們會就事論事，避免東拉西扯，說些「你又來了」之類的話。侮辱其他家人，尤其是岳母，是絕對的禁忌。也要避免問一堆「為什麼」——例如「你為什麼這麼生氣？」，因為它們會招來指責和自我保護。

問「什麼」——例如「你在想什麼？」，比較沒有對立的感覺。幸福夫妻也懂得如何篩選問題。他們不會在一些不易改變的事情上打轉，例如伴侶的打鼾習慣或親家的嘲諷，而會專注於更容易解決的問題。瑪格麗特告訴我，她一向明智地挑擇爭吵主題。「你可以爭論每件小事直到地老天荒，但這有什麼意義？如果解決不了，我們就不費事了。」

讓伴侶知道你對他或她在爭論時說的話很感興趣，這點很重要。但加州大學聖塔芭芭拉分校的雪莉・蓋博（Shelly Gable）表示，更重要的是在分享好消息時表現出興趣。例如，想像一下在律師事務所擔任律師的瑪麗亞下班回家，興奮地告訴丈夫她被指派為一個大案子的主辯護律師。他可以用許多方式回應，包括：

1. 熱情誠懇地說，「哇，太棒了！什麼樣的案子？妳的努力果然沒有白費，我真替妳高興。再多說點。」

2. 像個恍神的機器人，含糊應一聲「酷。」，邊瀏覽電郵。

3. 澆冷水，「好像會很忙，沒別人可以接這案子嗎？」

4. 搶走話題，「猜猜我今天遇見什麼事！」

熱情誠懇被稱為「積極的建設性回應」，或ACR，是裡頭唯一和更高的關係品質和更大的個人幸福感相關的方式。表達興趣和支持會讓伴侶更親密，增進連結感，而其他三種方式對關係品質都有負面影響。

積極的建設性回應有益於所有類型的關係，包括和朋友、同學、同事和孩子的關係。下次，當你在乎的人告訴你他們遇上的好事，仔細聆聽。可能只是小事，例如給你看報上一篇引起他們興趣的文章，或者告訴你他們剛完成的一本書。全心放在這個人身上，從手機抬起頭來，提問題，和他們一起重溫那感覺。如果你不知該說什麼，只要記住這句：「多說一些。」

在我研習正向心理學所接觸的各種探索中，蓋博的研究成果對我的日常生活影響最大。當我初次看見它，不禁一陣尷尬。雖然我沒有搶話，讓話題圍繞著自己，但有時我的確犯了些錯，像個恍神的機器人，在我丈夫想告訴我一些事情時連吭都不吭一聲。（沒看見我在忙嗎？）有時我會無意中澆孩子們冷水。有一次，女兒興奮地告訴我她想加入籃球隊。「好吧，」我回答，「但願它不會影響妳的學業。什麼時候比賽？這樣真的好嗎？」

我不只是澆冷水，根本是雷雨爆擊。讀了蓋博的研究之後，我自覺地決定成為一個積極建設性回應者。當然那並不容易。最近某個晚上，我丈夫提到他看了一位知名畫家晚期作品的「精采」展覽。「是嗎？」我想回答，「我還沒聽說有什麼好作品。」但我忍住，說：「再多說點。」

反應積極是「愛意」的催化劑。眾所周知，正向情緒能促進個人的健康和幸福，而共享的正向情緒甚至更強大。好好利用吧！

第14章 美好的對話

啊，美好的對話——沒有比這更好的了，不是嗎？充滿想法的空氣是唯一值得呼吸的空氣。

——伊迪絲．華頓（Edith Wharton），《純真年代》

幾年前，我試圖讓我九歲和十歲的孩子參與我認為「有意義」的晚餐對話。我在報上讀到玫瑰與荊棘遊戲是歐巴馬一家——連同其他許多讚揚家庭活動好處的人，最喜歡的對話方式。

它的玩法是，餐桌上的每個人輪流敘述自己一天當中最好（玫瑰）和最糟（荊棘）的部分。也許歐巴馬的兩個女兒比較配合，不過我的孩子們不太把這想法當一回事。從一開始他們就持懷疑態度。第二天，他們猛翻白眼。到了第三天，他們開始開我玩笑，「我一天中最好的部分是下課，我一天中最糟的部分是妳問我這些問題！」當少數幾次他們確實給出不帶嘲諷的回應，他們的說法也多半沒有引發更深入的對話。「我的歷史測驗得了A+」（玫瑰）。「我忘了帶作業」（荊棘）。「我投籃得了一分」（玫瑰）。「我被釘書機釘到手指」（荊棘）。他們的貢獻十分表面，專注在自己的反應和經歷。是以我為中心的。玫瑰與荊棘遊戲為他們的自我沉溺開了綠燈——而不是談論想法或更廣泛的話題。

嘗試玫瑰與荊棘遊戲失敗後過了幾週，我獨自坐在餐館裡等一位朋友。旁邊坐著一家人——一對父母親，帶著兩個大學年齡的孩子，和一個看來像初中生的男孩。桌位的排列就像我母親說的臉貼臉，我忍不住偷聽他們的談話。我很想知道別人家是怎麼做的。我告訴自己，這是研究。

大兒子開口，「我今天去健身房了，通殺，臥舉一百九十下，沒問題。」女兒打斷他的話，「昨晚我沒睡好，好累，而且頭痛。我覺得我大概感冒了。」小兒子插嘴，「我要新的iPhone！」

父母親試圖轉移話題。「你們有沒有聽說總統今天做了什麼？」母親問。「《紐約客》雜誌有一篇很棒的文章，介紹大都會博物館的新展覽，」父親說，試圖激起他們的好奇心。但孩子們沒理會，只顧著滑手機。

我在想這家人是否玩過玫瑰與荊棘遊戲。不知何故，就像我家孩子，這些孩子也認為個人利益和整體利益是一樣的。我向一位在南方長大的朋友凱蒂．謝里爾提起我的擔憂。她說，在她小時候，餐桌上的規矩很簡單：不准喋喋不休談論自己。問別人問題是可以的，但禁止說「你們猜我今天遇見什麼事」，談話必須以他人為中心，以想法為導向。

我從小被教導有三個話題絕不能在晚餐時討論：政治、金錢和宗教。如今，這些話題或許是餐桌上最常見的話題。能夠加深你對另一個人或一個想法的理解的高品質談話會更令人滿足，更有意義。幾年前，我參加了一場向畫家布萊斯．馬登致敬的晚宴。他沒有發表冗長的演講，而是簡單地向他才華橫溢的妻子表示感謝：「謝謝妳，海倫。這些年來真是一場精采的談話。」

經常從事開拓思維、擴展靈魂的對話的人，比不這麼做的人更快樂。正如一名研究員所說的，「我真想實驗性地補『開』幾帖實質性對話的藥方給病人。」

閒聊和實際性對話有什麼區別？答案很簡單——實質性對話涉及大量的信息交流。你對另一個人有了更多了解，或者發現一些超越芝麻小事的信息。閒聊結束後，我們毫無收穫。

約有半數美國人（53%）表示他們有滿意的人際互動，例如每天和朋友愉快聊天。幸運的是，擁有良好對話的技巧是可以培養的。

提問題

談論自己是多數人最喜歡的話題。一項研究顯示，人們在談話中有三分之二時間是在談自己的想法、感受和信仰。實驗中有許多人甚至願意放棄金錢，以便能盡情聊自己的事。腦部掃描顯示，自我揭露（self-disclosure）能激發大腦中和愉悅、獎賞相關的區域。簡單地說，談論me、myself和I這神聖的三位一體感覺真的很棒。但如果你想和某人產生連結，不妨多問些問題。

提問題的人比很少問或根本不問的人更受歡迎。提問題的人也較有可能得到第二次約會的邀約，而且在工作面試中表現出色。人們不發問有很多原因。有些人不確定該問什麼。有些人擔心自己的問題很怪，或者會讓別人不舒服。有些人就只是因為太關注自己。遇見新朋友時，專注於自己往往成為一種預設。人會努力推銷自己，而且一有機會就把談話拉回他們最喜歡的話題。我們會不會太拚命表現了呢？研究人員發現，求職者參加面試時，「把話題轉向自己，自吹自擂或主導談話，往往會降低好感度。」我們都知道有些人問我們假期的事只是為了要我們問他們的假期。

帶著求知的意圖而提問，而不光是想著接下來要說什麼，可以提高對話品質。話雖如此，問太多問題或光聽不說也會讓人反感。最好的聽眾是那些間歇地提出一些能促進洞察、反映理解的問題的人。你來我往是必要的。我們生活在一個充滿有趣人們和想法的世界，別讓一己之私妨礙了我們和他人交流或學習的機會。

為了防止陷入對話自戀（conversational narcissism），性格實驗室（Character Lab）創辦人安琪拉．達克沃斯建議採用她所說的「你寧可（would you rather）？」問法，來啟動一場引人入勝的討論。一個例子是，「你寧可當幸運兒還是聰明人？」或者，「你寧可大家認真對待你，還是覺得你很有趣？」（如果問我的話，我喜歡既聰明又有趣。）

「家庭晚餐計畫」（Thefamilydinnerproject.org）網站是更多發人深省的問題的來源，例如，「如果你被困在荒島上，你會帶哪三本書？」還有「你不能沒有的一樣東西是什麼？」或者列出你自己的清單。如果你實在不知該說什麼，就問談話對象，他或她最想被問的問題是什麼。

不必急著表現

也許你會忍不住想用自己的某個不凡的際遇來吸引別人，例如你遇見布萊德．彼特的時候，但要尋找共同點。（是啊，既然你提到了，我的確見過布萊德一次。）

「以一般話題為基礎的對話總是非常熱絡，而基於特殊話題的對話往往很快就結束。對話是一種我們共同構建，以便它在我們的共同點上發展起來的東西。一旦偏離這腳本，如果最終落得一個人自言自語也不必感到訝異。」哈佛大學社會心理學家格斯．庫尼（Gus Cooney）作出結論。

我有一位大學生年齡的病人，他剛在春假期間和家人到哥斯達黎加旅行回來。他去衝浪，玩森林吊索，在野外看到鸚鵡。回來後，他以為朋友們會想聽他的精采假期，看所有的照片。他們確實想……有限度地。看了幾張照片後，他們的目光變得呆滯了。聽了幾個故事後，他們失去了興趣。

「我又不是邀他們過來看我的旅行紀錄片，他們起碼可以表現出一點好奇吧。」他解釋說。除了小受傷，他還覺得自己被排除在一些話題之外，像是他們在他旅行期間去過的脫口秀劇場、看過的電影等。

就像蚊子叮咬引起周邊皮膚發炎一樣，被排除的感覺會迅速膨脹為更強烈的排拒感。我的病人離開了朋友圈，而這只讓他感覺更糟。幾週後，朋友們邀他去一家夜店。令他吃驚的是，他玩得很開心，一切似乎回復了正常。他們說說笑笑，產生了連結。他很高興知道他們生活中發生的事，他們對他所做的事也很好奇。在接下來的門診中，這位患者告訴我他有個叔叔，在家族中是出了名的饒舌大王。我的病人了解到，度假回來後，「我表現得和他一模一樣，而我朋友也只是做了當我聽我叔叔敘述他那些精采經歷時所做的事──出神。他是一片好意，只是想跟人分享，但我就是狀況外。」

既然我們渴望被接納、擁有同志情誼和歸屬感，那麼就堅守讓每個人都感覺受到歡迎的對話──不單為了朋友，也為了你自己。

多聽

在我兒時的家，有句老話非常盛行：「小孩要多聽少說（children should be seen and not heard）」。我姊姊和我都非常善於傾聽，以致我們的父母和他們的朋友常會忘了我們也在場。還記得當我問母親「昨晚妳說X太太跟那位網球手有染，到底是什麼意思？是不是說她經常打網球？」的時候，她的吃驚表情。

有時候傾聽是與人連結、表達關心的最好方式。正如諺語說的，為了了解而傾聽，而不是為了答腔。如果你聽到有人透露了一些個人信息，你回說「我完全了解你的感受」，然後開始冗長的獨白，那麼你就處於對話自戀的狀態。分享不必然是關心。

幾年前，我曾收治一位患有思覺失調症的五十多歲女子，她相信有一隻虎斑貓住在她肚子裡。她對這隻貓沒有意見——她說泰貝莎是個友善的好同伴，不過希望她別老是走來走去。這名女子在住院部，因為當她所在的照護機構的其他病人取笑她並稱呼她「貓女士」時，她變得有些好鬥。以前我遇過不少有著奇怪錯覺的病人，有個男人相信他被外星人綁架了，他的紅色血被外星人換成了他們的萊姆綠色血，還有一個人堅信他直立的時候就像比薩斜塔一樣向左傾——但這次特別不尋常。雖然她似乎健康狀況良好，神經系統檢查也沒發現病灶，這位女子抱怨頭痛得厲害，而她所在照護機構的醫生擔心她的精神症狀正在惡化。我安排了電腦斷層掃描（CAT）來排除腦瘤可能性。當我把這計畫告訴她，她平時的面無表情突然變得情感豐富。我第一次看到她微笑，眼裡充滿淚水。「謝謝妳聽我說話。」她平靜地說。我很快發現，她以為我安排了給貓（cat）掃描。重點是：她感覺自己受到了重視。我們都希望被傾聽、理解。

找個聰明的另一半

心理學家、智力研究者詹姆斯．弗林（James Flynn）認為，提高智力的最佳方法之一是，和比自己聰明的人結婚。他把大腦想像成一塊肌肉——你用得越多，它就越強壯。在我知道的一些最穩固的夫妻關係中，雙方都會堅持另一方比較聰明。說到鍛鍊腦力，還有什麼方法比擁有一個能讓你投入激勵性對話、鼓舞你擴展心智並開拓想像力的另一半更棒？

溝通誰去接孩子、電信技師什麼時候來安裝電纜是必要的，但參與心靈拓展的對話可以增强活力。

第15章 看看周遭

來鑑賞一下名畫吧。〈伊卡洛斯墜落的風景〉（*Landscape with the Fall of Icarus*）繪製於一五六〇年代，完美刻劃出當今健康產業大力宣導的自我專注。

這幅被認為出自布勒哲爾（Pieter Bruegel the Elder）之手的畫作描繪了神話中的伊卡洛斯。他的工匠父親代達羅斯用蠟和羽毛做成了翅膀，在當時似乎相當高明。伊卡洛斯對父親的創意十分得意，他飛得越來越高，直到太陽將蠟融化，他跌入了大海（這描述可能不夠精細）。儘管發生了這種空前的重大事故，畫中的其他人物似乎處之泰然。農夫低著頭，步履沉重地走著，專注於眼前的農事，顯然沒察覺附近有個鳥人溺水了。漁夫埋頭於自己的工作，沒發現有任何異狀。另一人凝視著遠方，也許正在反思。一艘帆船繼續向前航行，大概因為船長得趕行程，沒那功夫把船掉頭。

這些人物都深植於自己的思維中，和彼此以及周圍環境都沒有連結：人在，「心不在」。就連馬都毫不在意，但起碼他有藉口：他老老實實戴著眼罩。（W・H・奧登寫了一首描述這種集體漠視慘況的詩〈美術館〉〔*Musée des Beaux Arts*〕，值得一讀。）

我們當中有許多人常常「心不在」，這種消極、出神的生活方式會消耗活力。我們有多少次像這樣專注於自我，以致無視於和他人互動的品質？我們有多少次錯失了看見、發起並參與一些能夠激發活力的互動、體驗和活動的機會？

從一五五〇年代中期以來，人的生活狀況實際上並沒有太大改變。沒錯，我們把漁網換成了手機，但根深蒂固的習性、多工、擁擠的排程和倦怠仍然促成了心不在焉。我們以生產力的名義來合理化我們的自我中心。但是，一如在這幅畫中，我們最終錯過了很多，真正的連結時間變少了，也更沒有機會產生任何正向情緒。自我沉溺會對情緒產生影響，它偷走了愉悅，它沖淡了連結，它侵蝕了活力。

我不得不承認，很多時候我陷在自己的腦子裡，以致對身邊發生的事渾然不覺。不知多少次，我發現自己在太陽高升之後還撐著雨傘到處晃。還有好幾次我穿著衣服走進淋浴間，或者到處找太陽眼鏡，結果發現它就在我頭頂。就像布勒哲爾畫中那些人物，就算伊卡洛斯從天空墜落，我可以眉頭不皺一下輕鬆走過。

我的病人米蘭達告訴我，她發現她經常食物都還沒嚐一口就撒鹽巴。「我想這多少象徵了我的人生。」她說。在一次門診中，我們討論了無意識行為，她越來越了解到她在日常生活中的許多「膝跳」反應。每天早上，她會不假思索地把兩包糖倒進咖啡。她一爬上床就會反射性地打開電視。她照例一醒來就查看電郵。每次排隊她總是伸手去拿手機。每次我們見面，她都會提到自己最新「發現」的類似行為。

米蘭達最初來看我是因為她和女伴發生衝突。每次她們起爭執，米蘭達都會封閉自己，對伴侶進行二十四小時冷戰。這種模式只會加劇最初的衝突。米蘭達沒有尋找雙方都滿意的解決方案，而是把重點轉移到究責和自艾自憐上。

米蘭達了解到她的行為很可能是從小養成的。每當父母爭吵，她會躲在房間裡，摀住耳朵，直到叫喊聲停止。這招在她小時候很管用，卻有損她目前的關係。

為了幫助米蘭達防止舊的消極模式重演，我請她留意特定衝突的獨特情況。就這樣，當她們再度對晚上要做什麼起了爭執——她的女伴想留在家裡，而她想出去——米蘭達終於能克服那種感覺被拒絕的傾向。並不是因為米蘭達的女友不在乎她，實在是因為她出差太累了，不想參加社交活動。

「有時候**不**做自己也不錯。」米蘭達告訴我。放下悶悶不樂是一種解脫，她以為那只是她性格的一部分。她把這過程比作蛇蛻皮。

艾倫・蘭格（Ellen Langer）在哈佛大學研究正念行為四十餘年。她的研究顯示，拒絕彼此使用未接來電自動回覆功能的夫婦擁有更圓滿、充實的關係。為什麼？因為他們不願固守常規。因為他們不想輕率作出決定。因為他們對彼此沒有預定的期待。這類夫妻特別重視保持探索模式。他們總在尋找伴侶哪裡不一樣，而不是假設一切都很熟悉。他們也會避免對事情發展作出預測。這類夫妻認為他們的關係和彼此是變化無常的。

「人們常認為，當人『摸透』了自己的配偶，一段關係便趨於穩定。但一旦有一種觀點形成，恐怕就不太有機會重新評估、發現那同一個人了。」蘭格和萊斯利．波比（Leslie Burpee）在一篇關於婚姻滿意度的研究論文中解釋說。

如果你想讓你們的關係保持新鮮，優化你們的互動，就養成留意對方有哪裡不一樣的習慣，讓新發現成為日常實務。別老是以為你已經對這個人瞭如指掌。把「不知道」的期待帶到你們的一切互動中，能增進彼此的交融，增加共處的時間。

放下手機

「你昨天有沒有常微笑或大笑？」這是蓋洛普進行它的年度《世界幸福報告》民意調查所採用問卷的問題之一。在日常生活中尋找幽默可以紓解壓力，帶來滿足感和活力。幽默感甚至可以改變人對壓力的感受。生活中的幽默越多，潛在壓力源帶來的壓力就越小。

笑主要是一種社交活動。要領會真正的趣味，我們必須全神貫注。如果你一邊查看電郵，朋友告訴你的有趣故事就得不到該有的捧腹大笑的回應。如果我們心不在焉，我們從與他人的共處時光所得到的收穫就越少。少用手機，多和別人在一起而不帶手機，是讓我們的生活增添歡笑的一種方式。如果說漫不經心會降低社交互動的品質，那麼智慧手機就是活力的頭號吸血鬼。在一項調查中，研究人員讓三百個人和家人朋友一起出外用餐。之後，這些人被問了很多問題，包括他們有多享受這次經歷。當有手機在場，他們的享受程度較低。研究人員原本推測，當談話出現冷場，手機可以讓人自娛。實際上，手機的唾手可得增加了無聊感。

資深研究員伊麗莎白．鄧恩（Elizabeth Dunn）作了總結，「這項研究告訴我們，如果你真的需要手機，那就用也無妨。可是當你和家人朋友共處，把手機收起來能帶來真實有感的好處。」

一位家中有大學年齡孩子的朋友告訴我，用餐時少用手機的訣竅是，讓全家人把手機堆在一起——「疊磚頭」，放在桌邊。第一個伸手拿手機的人必須負責洗碗或者出錢買單。現在我們家有個嚴格的「手機不上桌」原則。「它適用每個人——我的丈夫、孩子和客人。我們的朋友都知道這條規則，我的孩子也常提醒新客人。當它變成常規，就更容易遵守了。」

知名的麥迪遜公園11號（Eleven Madison Park）餐廳主廚兼店主哈姆（Daniel Humm）從二〇一八年開始為顧客提供小木箱，讓他們在用餐當中放置手機。用意在鼓勵客人「享受和同桌人共處的樂趣，彼此多點專注。」

當我們處於「心不在焉」或「行動裝置造成的意識分裂」狀態，對話可能會顯得更膚淺、更不充實。有八成九的智慧手機使用者承認曾在最近的社交聚會中使用手機，很可能他們與人面對面互動的品質受到了影響，因而在日常生活中體驗到的激勵也少了。

共享效應

在日常生活中，面對面互動是一個潛在的激勵寶庫。我們有多少次把它放著不去開發？把正向體驗和別人分享會讓它變得更令人滿足。但是，要讓「分享效應」發揮功能，參與其中的每個人都必須全心投入。光是待在同一個房間，或甚至坐在同一張沙發上都是不夠的。

耶魯大學一項調查的受測者認為，當他們和另一人同時品嘗巧克力，巧克力更好吃了。研究人員布斯比（Erica Boothby）解釋說：「當我們不自覺地在聚會時給朋友發簡訊，在出門用餐時查看推特動態消息，和家人一起看電視時玩「數獨」（Sudoku）遊戲——我們等於是和身邊的人「斷絕共享」（unsharing）〔增加斜體〕自己的體驗。」

你的手機或許能讓世界近在指尖，但也可能讓和你最親近的人感覺你彷彿遠在千里之外。戀愛關係尤其脆弱。哲學家艾倫．狄波頓（Alain de Botton）指出，「現代人際關係的持續挑戰：如何證明自己比對方的智慧手機更有趣。」「只顧滑手機冷落伴侶」（partner phone snubbing），也就是「低頭症」（phubbing），指的是和另一半在一起時沉迷於手機的習慣。毫不意外，phubbing對人的愛情生活有害——它會帶來衝突，降低關係滿意度，最終導致不快樂。

如果你對以下任一問題的回答是肯定的，你很可能無意中向伴侶傳送了你把手機看得比他／她還要重要的訊息：

- 每當你們在一起，你總把手機放在看得到的地方？
- 和伴侶在一起時，你總是手機不離手？
- 和伴侶說話時，你總是不斷瞄著手機？
- 每當談話冷場，你都會查看手機？

即使看似微不足道的干擾都會影響互動的品質。「抱歉，我只是查看一下訊息。」這話本身可能也是一個訊息，它向你的同伴傳達，「抱歉，我的手機比你有趣。」

那些每當對方要求關注，都會轉向伴侶並且表現出興趣的人，較有可能長久廝守。較可能分手的是那些懶得從螢幕抬起頭來，或者繼續玩〈糖果傳奇〉（Candy Crush）遊戲並且兇巴巴回應「沒看我正在忙嗎？」的伴侶。

回覆 Instagram 貼文、簡訊或更新 Facebook 或許急迫，但比不上和你在一起的人重要。每當你和其他人在一起，無論是共進晚餐、開車中、看電影或者外出散步，要選擇把手機收起來。每次我開車帶孩子們到任何地方，我總要他們把手機收起來，而這些車程中的對話往往十分美好。

第四篇

挑戰自我、體現活力

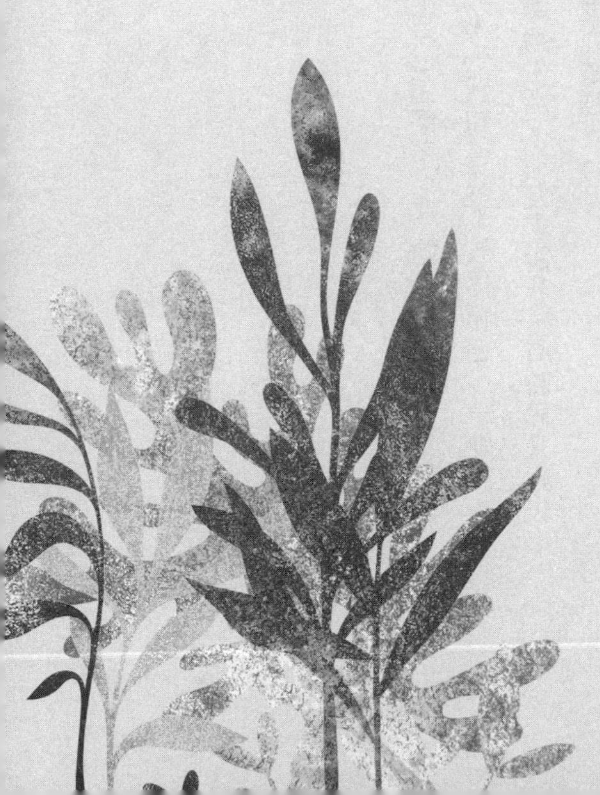

第16章 建設性的消極

我的病人達芙妮透露，「我不知道自己怎麼了。」她是在她九十二歲的祖母於一個月前過世後前來尋求幫助的。「我知道我不該再難過，」她說：「我應該慶幸祖母這麼長壽，但我很難繼續生活。朋友告訴我，有時候人對失去親人會有不正常反應，也許我的問題就在這裡。」

我問達芙妮，對她來說「繼續生活」意謂著什麼。她解釋說，雖然她感覺比祖母剛去世那陣子好一些，但她並沒有「完全恢復正常」，她還是會不時流淚。當她能夠盡情玩樂，事後總會感到內疚。她承認，她想要談論祖母「可能已到了不健康的地步」。有一次，達芙妮拿起電話，想打給祖母，告訴她一個有趣的故事。還有一天晚上，她搜索電視頻道，發現《我愛露西》，心想，**這是奶奶的最愛**。不，她提醒自己，這是奶奶**生前**的最愛。達芙妮回想以前她有多麼喜歡和祖母一起看這部影集。她覺得露西太傻氣了，但她喜歡奶奶在她身邊放聲大笑。如同之前提到的，看著自己關心的人笑是很吸引人的。你被拉入他們的喜悅中，而共享的體驗會增強這一刻，加深這份連結。

如今，這些昔日的快樂回憶讓達芙妮充滿傷感。她仍然照常上班，和朋友聊天，出門辦事，洗衣服——努力追趕生活。要是她整天躺在床上，和朋友隔離，不進行基本的日常活動，我會擔心她正在經歷一種更複雜的哀悼過程。患有持續複雜性喪親障礙（Persistent Complex Bereavement Disorder, PCBD）的人通常會感覺到強烈的悲傷，和一種不會隨著時間而淡去的對逝者的渴望。他們一心想著死者，有時還會表達想要加入他們的衝動。他們拒絕接受失去親人的事實，也很難積極地追憶逝者。他們經常做出不合理的反應，責怪自己，認為自己辜負了那個人。

評估患者的病情時，我們會列出可能導致當前症狀的原因。獲取患者的完整病史、安排實驗室檢查和進行體檢，都是有助於過濾清單的工具。這種將許多潛在診斷從清單上劃掉的過程叫做「排除」。考慮到達芙妮的表現，可以輕易排除PCBD。她所經歷的是正常的哀悼，是對失去摯愛親人的自然反應。

每個人對失親的調適不盡相同。對自己多點耐心可以幫助你適應新常態。我告訴達芙妮，用過去式取代現在式可能需要一些時間，但這也是一種全然健康的反應。我和她分享英國精神病醫生帕克斯（Colin Murray Parkes）的一句話，他寫道，「哀悼之慟和愛之喜悅一樣，是人生的一部分；也許，那是我們為愛付出的代價。」

達芙妮的情緒狀態讓我擔心的不是她的悲傷，而是她對這份哀傷的內疚。在這社會中，我們常被一些要我們快樂的訊息包圍，稍微不那麼樂觀就被視為不正常，是一個必須解決的問題。我們越來越無法容忍負面情緒：如果你覺得悲傷，要振作。如果你焦慮，要冷靜。如果你發怒，放下它。

我越來越常遇到一些認為情緒低落是不可取的，應該藥物治療、控制或避開的病人。朋友告訴他們要專注在美好的事物上，要惜福。思考快樂的想法可以是一種有用的策略，尤其當你處在一種難以掌控的情況下。例如，如果你的航班延遲了，那麼利用你在機場獲得的額外時間來看書和收發郵件，或許會有幫助。但是在你可以掌控的情況下，試圖用正向角度來看待一個糟糕情況是沒有用的。例如，如果長期遲到導致你的考績不佳，那麼告訴自己一切都會好轉並不能讓你保住工作。在這類情況下，解決問題的關鍵不在改變態度，而是積極作出改變——例如把鬧鐘設定提前半小時。

毫無疑問，我們這些精神科醫生也透過大量的診斷和過度熱心的處方箋，為「別擔心、要開心」的口號做出了貢獻。正向思考的倡導者們也一樣，他們堅決認為幸福是一種選擇，而每次失落都有它的光明面。

我堅信負面情緒是值得傾聽的，情緒低落是人性的一部分。

不安是一種信息

關於情緒健全的個體有個迷思，他們不會悲傷或憤怒。或者，就算他們會，他們也懂得逆來順受。如果這些人在高速公路上被超車，他們會微笑。如果他們的老闆在週五下午交給他們一個新案子，而且限期在週一完成，他們會回答，「沒問題！」雖然抑制情緒可以有效壓下潛在的有害衝動反應，例如摀牆或者為了停車位打架，實際上這不是一種健康的處理負面情緒的長久之計。習慣性壓抑是要付出真實代價的，很可能會增加死於心臟病甚至某些癌症的風險，對心理健康也沒有好處。壓抑者也較容易抑鬱，欠缺社會支持。

情緒健全的人不會迴避負面情緒。他們接受這些情緒是生活的一個正常部分，並把它作為有價值的訊息加以利用。一定程度的情緒不安能提醒我們，有些事不太對勁，需要關注甚至行動。如能有效利用，消極情緒可以促使我們改變行為，幫助我們將情況導向新的方向。（想想童書《瑪德琳》中的修女克拉貝，她在半夜打開一盞燈，斷言，「出狀況了。」這感覺促使克拉貝小姐跑到宿舍，並且發現瑪德琳身體不適需要送醫。）

四十一歲的邁克和女友分手後來找我。在最初幾次門診開始時，我都還沒說半個字，他便插話，向我詳述他一整週的生活細節：他做了些什麼，跑了多少哩，和誰共進晚餐等等。他在對我說，而不是和我說話，將他的生活瑣事一股腦告訴我。談到分手時，他似乎不怎麼傷心，儘管這是他五年來的第四次感情破裂。他很沮喪，但決心不讓分手把他擊垮。邁克不想談論他目前的情緒狀態，他想專注於未來。

「再談又有什麼意義？事情都已經過去了。」他說。他把自己描繪成不斷前進的大師。「這樣不是很健康嗎？」他問。他已有過兩次約會，加入了一個冷水游泳隊，而且正在為馬拉松賽進行訓練。他不願面對自己的悲傷，只想繼續往前走，無論在行動上或情感上。

邁克認為反覆沉思會讓人陷入痛苦的惡性循環，這是正確的。但他也很會替自己找理由，堅稱「她根本就不適合我。」合理化可以保護他免於面對不愉快的情緒，以及為自己難過，但也阻礙他獲得洞察，進而避免同樣的模式在下一段關係中重演。

這樣的自我保護措施可以讓人不必面對不愉快的事實，但並不會讓這些事實消失。不過，這是一種讓自己免於用行動負責的常見戰術。學生考試得了C，於是把糟糕成績貶為無關緊要。員工收到關於提案的負面回饋，於是怪罪客戶。運動選手在比賽中畏縮了，於是說服自己那是裁判的錯。「全速前進！」如果你是一艘試圖達到極速的船，這策略很管用，但如果你是想要充滿活力地生活的人，那就有問題了。

細細體會失望能讓你從錯誤中學習，激勵你下次更努力工作。在一項名為「情緒最懂」（Emotions Know Best）的研究中，受測者必須完成一項任務來贏得獎金。執行任務時，其中一組的成員被告知要專注在事後的感受。另一組的成員被告知，萬一他們沒成功，要合理化自己的失敗。這項任務被刻意操縱，以便讓所有受測者都失敗。當他們被要求完成第二項任務，允許自己感受失望的一組比合理化組多付出兩成五的努力。

說到情緒，邁克就像一個跆拳道高手，巧妙轉移了任何試圖談論他情緒的嘗試——這裡來個幽默刺拳……那裡來個合理化勾拳……然後用一記分散注意力的上勾拳幹掉他的對手（也就是我）。逼迫他談論不安情緒只會讓他更加封閉。每次談話停頓，邁克都會講個笑話，或者開始談論紐約尼克籃球隊。第三次門診中，我問他為何沉默讓他如此不安。他解釋，「因為，這麼一來妳會想要深入，妳知道的，進行真正的對話。」

我讓他想想，當初他為何會來找我，而且每週按時出現。難道這不表示他內心對真正的對話會如何展開多少有些好奇？否則，我直截了當告訴邁克，他就是在浪費時間和金錢。我這樣進逼是有風險的，但邁克聽進去了。他承認自己「避重就輕」的傾向已成為他人際關係中一個反覆出現的問題，也是他和前女友分手的原因。她告訴他，和他在一起好累，他渴望得到關注，卻拒絕進行更深入的交流。他承認自己非常討厭獨處，和別人相處多半是為了消遣，而不是真正的連結。我指出，這也正是他在我們的門診中尋求的東西。

就邁克的記憶所及，忽略不安情緒是他處理這類情緒的最佳方法。我問他可記得小時候曾經心煩。「不記得，」他回答。他想不起曾經發脾氣或情緒崩潰。「生氣或悲傷的時候，你會做什麼？」我問。「不管怎樣，我會照常生活。我會看電視、和朋友廝混、玩電子遊戲或踢足球。」我問他，可曾有什麼事讓他身心俱疲，卻始終沒能解決的。這時邁克說出他的哥哥菲立普的事，他在邁克七歲時死於車禍。當時他哥哥十六歲，一個人開車。邁克記得偷聽到一些關於酒精和速度的悄悄話，但他對車禍的相關細節所知不多。他的家人處理這次難解的失落的方式是不談論，保持忙碌。每當有人問他母親還好嗎，她一概回答，「一直很忙。」這種反應教會邁克，別提起這話題，連哥哥的名字都不要提，免得母親難過。他立即將母親對痛楚的反應連結上他自己的。

擴大你的詞彙庫

對邁克來說，理解自己為何極力地避免不安是一次有趣的洞識，但他更關心的是如何能在焦慮時安下心來。擴大情緒詞彙是個好的開頭。當他為某件事心煩，我會敦促他更準確地表達自己的感受，而不是習慣性地合理化或迴避。給自己的情緒貼標籤能讓他感覺自己更有能力處理它們。例如，在接下來的某次門診中，邁克提到他的前女友給他發了條簡訊，問他是否可以把她留在他家的運動鞋交給她的管理員，好讓她去拿。

「真煩，」他說。

我鼓勵他說得更具體些。「這條簡訊讓人心痛，因為感覺真的完了，」他解釋說：「衣櫥裡那雙運動鞋讓我感覺和她之間有關聯，它們給了我一絲希望，也許我們會復合。我一直在幻想我們會一起喝咖啡，我把運動鞋還給她。然後我們會有一次很棒的談話，我會告訴她，我正在接受治療，好解決我的問題。我希望她同意再給這段關係一次機會。可是那條簡訊抹煞了這一切。」透過將內心感受用言語表達出來，他終於能明確說出自己的期待。而這也讓他有勇氣給她發簡訊，提議他們見面喝咖啡。

下次當你情緒低落，盡可能具體描述你的心境的成因。你是否感到挫折？沮喪？鬱悶？惱怒？與其讓自己陷入空泛的負面情緒，不如試著確認自己的情緒。如果能為苦惱的情緒貼上標籤，它就比較無法左右你的注意力，支配你的行為。

找出是什麼讓你不安，會讓你有能力尋求解決方案，做出相應的回應。例如，認知到自己感覺被同事看輕，可能會促使你去找經理談談，或者出去散散步。光是對工作「不爽」無法為你帶來任何有用或可行的情報，而只是像朵雲一樣籠罩著你，很容易影響到你生活的其他面向。含糊不清的情緒可能會表現為對伴侶的憤怒，或者對孩子的不耐。找出讓你心煩的事，並為這種情緒找個名稱，就像警方用封鎖線圍起犯罪現場。一個界線明確的問題比較不會成為情緒迴力鏢。

我們被教導將情緒、心情視為二元：你是快樂或悲傷，平靜或焦慮。問你的朋友，「你今天過得如何？」或者「你好嗎？」他們多半會順著正或反的思路回答。然而，認知到情緒狀態中存在的細微差異比一般考慮到的多得多，而負面情緒和正向情緒可以共存，是有其價值的。有證據顯示，能夠識別、體驗正向情緒和負面情緒的人更具心理韌性，更能面對逆境。他們或許也更快樂。

感受各式各樣的情緒比一直保持正向更重要。一項研究得出結論，和那些始終樂觀的人相比，那些經歷多種情緒——情緒多樣性（emodiversity）——的人擁有較好的健康狀況，抑鬱的可能性較小。與其著眼於完全消除負面情緒體驗，學著容許並適應各種情緒可以幫助你體驗生活的圓滿。

端看你怎麼理解

那些對負面情緒抱持負面看法的人，往往更容易受到它們的負面影響。對那些能夠接受情緒不佳，並從中找到價值的人來說，它不會持續太久，也不會造成生理上的痛苦。「好好哭一場」並不矛盾。流淚是一種抒發情緒甚至提振心情的有效方法。那些認為哭泣會讓自己顯得可悲或軟弱的人就無法獲得這種解脫了。態度和觀念幾乎會在我們生活的每個轉角產生影響。賓州大學的健康研究人員發現，無論一個人所面臨潛在壓力事件的多寡，比起那些對事件持負面看法的人，那些沒有把它們**理解**（perceive）成壓力的人會感覺好過些。這些人也表現出較高的心率變異性——心理韌性的指標。簡單地說，讓人心煩的不是塞車本身，而是你**看待**它的方式。正如莎士比亞所說，「事情沒有好壞，端看你怎麼理解。」

Spanx創辦人布雷克利（Sara Blakely）回憶小時候，當她放學回家，她父親照例會問，「妳今天哪科不及格？」多數美國父母會擔心，這樣的問題可能給孩子留下一輩子的創傷。在一個要求完美的文化中，談論失敗會讓人覺得不自在。我認為布雷克利父親的問題有它的價值，他的觀點是，如果你沒失敗，就表示你沒有努力。在他看來，挫折和隨之而來的失望沮喪是一種正向信號，也是值得驕傲的。布雷克利將她的成功部分歸功於這種態度的養成。無懼於面對失敗帶來的不安讓人更能堅持不懈。這也讓她在面對不確定性時更有韌性。

對確定性的需求很大程度上推動了我們的日常工作。想要「了解內情」是人的天性。當我們自認能預測接下來會發生什麼事，世界感覺起來會安全些。不知道事情將如何發展會讓人非常不安，尤其對那些焦慮的人。我有個病人的女兒接受了一所大學的提前錄取。她沒興趣念這所大學，這麼做只是為了讓事情早點塵埃落定。比起一直苦等到三月份才有結果，知道自己九月份有學校可讀更加重要。毫不意外，一項研究顯示，當面臨馬上或未來被電擊的選項，多數人會選擇速戰速決。有些人甚至表示，他們願意接受更大的疼痛，以避免拖延。

有些人會採取一切手段來迴避未知。避開自己無法掌控的陌生狀況或結果，不斷尋求慰藉，倉促作出決定，或者因為猶豫不決而無法行動，這些只是對未知的恐懼在我們生活中的眾多表現形式的一部分。我有個病人剛展開一段新戀情六週。摩里西奧真的很喜歡這位新女友，也喜歡她的朋友。據他說，這是少數幾次他覺得和女人在一起感覺自在，只是靜靜坐著，不必閒扯。但幾天前的某晚，她要他坐下，對他說，她想知道這段關係會如何發展。他答說他覺得一切進展得非常順利。但他的回答非但沒能安撫她，反而惹她生氣。她想聽具體細節——他是否希望他們能認真交往？他是否預見到在年底前訂婚？她想要明確答案，但摩里西奧沒給她。他打算兩人多相處一陣子，看事情會如何。她對確定性的需求成為這段關係的核心問題，而且最終成為他們分手的原因。

最讓摩里西奧沮喪的是，即使他把她想聽的話告訴她，充其量也只是虛幻的保證。「誰知道未來會如何？」他說：「六個月後，說不定她已經對我厭倦，讓我傷心欲絕。真的很難說。」就像研究中那些寧可早點經歷痛苦的受測者，對他的女友來說，等待是難以忍受的一件事。

找到無效假設

我們都希望重要問題能有明確答案，並保證我們的決定是正確的。但是，對確定性的持續需求可能會妨礙人超越自我限制的無形牢籠。當我建議患者提高他們對模糊性的容忍度，我會要求他們應用科學方法。科學家進行實驗時，常會利用觀察和知識，針對可能發生的事作出假設，一種有根據的猜測。伴隨著每一個假設的是無效假設（null hypothesis），也就是假定預期結果的反面可能為真。例如，如果我的假設是陽光會增加我窗台上酪梨株的生長速度，那麼無效假設就是生長速度不受陽光的影響。

當患者難以面對不確定性或感到不知所措，我會鼓勵他們制定關於情況的假設，但也要考慮無效假設。例如，我請邁克解釋他認為「深談」是浪費時間的假設。他很快給出一連串理由：「誰管這個？」「事情都過去了。」「毫無意義。」接著我請他想想無效假設。如果這不是浪費時間？如果反面狀況是真的？要邁克問自己這些問題促使他想像出一種不同於他先入為主想法和預期結果的狀況。

我們都有一種直接從假設跳到結論的傾向。我們對自己和世界的看法根深蒂固，以致我們再也注意不到它們。它們是我們的真理，我們關於世界的通用規則，以及我們在其中的位置。以下是我多年來反覆聽到的幾個例子：

依賴他人是軟弱的表現。

成功是最重要的。

沒有什麼比失敗更糟糕的了。

沒人能告訴我該怎麼做。

我要大家喜歡我。

別人只會辜負我的期待。

心理學家凱倫・瑞維琪（Karen Reivich）把這些堅定信念稱作「冰山信

念」（iceberg belief），因為它們凍結了，潛藏在我們生活的表面之下。有時候，當我們發現自己對某種情況反應過度，或者為了一點小困擾大發雷霆，我們會看到自己的冰山一角。冰山通常圍繞著三個主題——接納、掌控和成就感。要確認你個人的「冰山」，想一想通常什麼小事會激怒你。是對你的工作排程的干擾？是感覺不被賞識？是對自己或他人的完美要求？冰山中藏著我們最深的不安全感和自我懷疑，而且往往在我們面臨不確定性時被激發出來。

治療幾個月後，邁克來門診。之前他聽了一段他認為表達了他的觀點的詩人大衛・懷特（David Whyte）的播客訪談。他引用懷特的話，「我逐漸了解到，我的身分並非取決於任何我擁有、繼承或編造的信念，而是取決於我對自己以外事物的關注程度。」

人們有時是帶著將生活中的憂慮、不確定性和黑暗一併根除的期待去接受治療的。他們在電視上看到藥物廣告承諾人享有無拘無束的快樂生活。他們彷彿目睹了靈魂整容手術，先是看到一張「術前」照片，一個痛苦、焦慮而孤獨的人，接著是一張「術後」照片，同一個人無憂無慮地狂舞到天明。根據我的經驗，最好的精神科醫生會在需要時開藥，但從來不會承諾它能抹去不安或消除痛苦。他們教導患者即使在艱難時期也能正常發揮功能，而這只有透過接受負面情緒才能實現——而非逃離。〈別擔心、要開心〉（*Don't Worry, Be Happy*）是一首很棒的歌（如果你問我，我會覺得被誇大了），但這種生活態度會阻礙你前進。「要擔心，探索你的感受，明確指出它來，採取適當行動，幸福或將隨之而來」，這樣的歌名或許不那麼吸引人，卻是更好的對策。

如果你意志消沉或心情奇差，請叫出你內心的福爾摩斯，問自己，「我能從中學到什麼？」找出能讓你確定是什麼觸發了這種情緒的線索。目前有沒有其他你必須解決的問題？最重要的是，別因為心情不好而自責。真相是，偶爾心情不佳可以是美好生活的一部分。

無底洞

有些最讓人不舒服的負面情緒往往是針對他人的。這點醫生最有感了。

多數醫生都對患者懷有深厚感情，但令人不安的事實是，有些病人是我們在日常排程中見到，並且害怕在門診中遇見的。實習期間，我有位患者，他很——該怎麼說呢？討人厭。他會在每週門診以外的時間頻頻留下緊急電話信息。「我是柴克，回電給我——很重要。」沒有「妳好，博德曼博士」，沒有「妳能不能？」沒有「請」。起初我會立刻聯繫他，以為他真的需要醫學專業協助。然而，時間一久，事實證明情況並非如此。有一次，柴克想討論的「重要」問題是，他考慮在年假期間去探望父母。這通電話是七月中打來的。

隨著信息不斷傳來，我終於和我的上司討論柴克的事。「當妳聽病人的電話留言，妳會最先回電給哪個病人？」她問，「妳會最後回電給哪個病人？」我坦白說，我會先給真正的緊急狀況回電，接著是「隨和」的病人——那些討人喜歡、知道感激的。柴克通常是我回電名單上的最後一個。「這樣妳多少該明白了，」我的上司說。很可能柴克生活中的其他人對他也有類似反應。他對關注的無止境需求讓人卻步。他或許也是他們回電名單上的最後一個。不過，我對他的負面反應並不表示我應該把他交給新的精神科醫生。相反地，這是很有價值的醫療情報。

接下來的門診中，我決定和他當面討論「重要」信息的問題。這也引發了關於他急需關注的討論。柴克詳細說起他曾經因為感覺不到「充分被愛」，而跟一個女友分手。無論她多努力表達對他的愛，永遠都不够。她直截了當告訴他，他太難伺候了，「我實在滿足不了你的胃口。」她解釋說，指的是他對關注的永不饜足。

顯然，柴克對我的關注的需求是一種測試，想看我是否真的在乎他。我了解到這代表著一種對於被遺忘和不被愛的恐懼，因此淡然處之。學會藉由我對某些患者的負面反應來揭示臨床資料，有助於我進一步理解他們。我知道，如果我在門診中感到無趣，那不是因為病人很無趣，而是因為他沒說出他心裡真正想的。一如我盡可能傾聽病人說出的一切，我也被訓練去聽他們**沒說**的。哪些故事被遺漏了？哪些細節被掩蓋了？有時病人提出的就診理由並不是他來找我的真正原因。這不是欺瞞，只是尚未探索的領域。一個人和十幾歲女兒相處有困難或許會促使他來找我，但是和自己母親的衝突關係，以及對這種關係重演的恐懼，才是他內心深處的困擾。

這種動力是雙向的。對精神科醫生感到挫折或惱怒不一定是放棄治療的理由。這可能也代表你正取得進展。探索讓自己感到不安的問題或許痛苦，但也可能是通往正向改變之路。

美妙的曖昧

職業花式滑冰選手是令人敬畏的運動員，不單因為他們的優雅體態，也因為他們的心理強度。他們的旋轉、扭動和跳躍違反了大腦對人類的所有自然指令。如果我感覺自己在光溜的表面上向後滑動，我的本能會是把體重向前移。當我的整個上半身幾乎要和地面平行，我會把手臂伸向前方。這是一種用來保護我的自動反射。事實上，如果你在溜冰場看到我，我大概就是這姿勢。但是花式滑冰選手體現了意志和苦練凌駕了本能的勝利，他們學會頭部後仰著旋轉身體，這得要克服一些攸關生存的保護性反射。儘管如此，如果滑冰者走在街上，絆倒了，他會做所有人都會做的事——伸出雙手準備摔倒。花式滑冰者會根據他們所處的環境來調整反應。這種給小腦電路重新配線的能力關係到我們如何處理日常生活中的負面情緒和困擾。

多數人都有自己偏好的處理不安和不確定性的因應方式。例如壓抑情緒？轉移注意力？合理化？調整想法？或者反覆思索？省思？隨著情況的不同，所有這些回應方式都是有效的。如果你很想對那個超你車的駕駛人大吼，也許咬緊牙關、壓抑情緒是比較好的做法。如果你正在做磁振造影（MRI），轉移注意力或許是良策。如果是任務導向而且必須專注在可以改正的特定情況，即使是沉思也都能有所助益。

根據情況調整最合適的反應方式會很有幫助。我有位大學年齡的病人，她反覆思索著她掌控不了的情況——妥妥的死胡同。每次她參加學校考試，考完後她滿腦子就只想著可能答錯的試題。如果沒有過去的事可煩惱，她就思索未來，在入睡前想像著可能的失望和失誤。透過練習，她學會克服這種傾向，接受不確定性。她採用了自我抽離、走入大自然等對策。就像奧運花式滑冰選手仰頭旋轉，她戰勝了自己的本能反應。喜劇演員拉德納（Gilda Radner）的話和她起了深刻共鳴，「歷經一番艱苦，如今我終於了解到，有些詩不押韻，有些故事沒有明確的開頭、中段和結局。人生就是不知、不得不改變、把握當下並且善加利用，縱使不知道接下來會如何。美妙的曖昧。」

第17章 自我拓展

「妳有什麼嗜好？」我問前來應徵我辦公室助理職位的二十二歲女人。

她看著我，彷彿我來自另一個世紀。「妳是問我有沒有集郵之類的？」她困惑地回答。

我解釋說我很好奇她在業餘時間都做些什麼。她說，在大學期間，她參加過許多俱樂部和社團。她為校報撰稿，為貧民區的孩子們做課後輔導，還有踢足球。但自從畢業並開始在一家公關公司擔任全職助理以來，她不是在工作就是在休閒放鬆。我追問她所謂「休閒放鬆」的概念，她說是指查看手機、電腦或電視。

我在許多病人的生活中看過這種模式。消極休閒成為首選，常見解釋是「我沒空做別的事。」對閒暇時間的調查顯示，即使是大忙人擁有的空閒也比他們想像的多——工作日接近四小時，週末超過五小時。大部分空閒時間都花在電視機或螢幕前。螢幕勝過社交、健身以及幾乎所有其他活動。平均二十五到三十歲的人每天花在閱讀上的時間不到九分鐘。體能活動在入選休閒活動清單上的排行也很低。三十五到四十四歲的人每天花在身體活動上的時間少於二十分鐘。

如果可以選擇，我們會選擇無腦的享樂。一項名為「快樂悖論」（The Paradox of Happiness）的研究探索了為何我們會被看電視、上網和查看社群媒體等讓人失去活力的消遣吸引，儘管多數人都知道這類活動頂多只能給我們短暫的刺激。這種享樂的休閒方式最大化了快樂，最小化了不安，但不會帶來活力。研究人員解釋，「因為工作很耗費精力，人們覺得空閒時間太寶貴，不能浪費在較具挑戰性的活動上，因此他們寧可透過一些安逸的『輕鬆』娛樂來體驗快樂。」這類活動甚至有個名字。它們被稱為「免需求」（demand shielding）活動，因為它們對我們體力、智力和社交上的要求很少。

但挑戰性較小的活動帶來的慰藉是暫時的。一旦回到現實，壓力就又來了。更有益的做法是採用所謂的「幸福手段」（eudaemonic approach），包括一些能讓你感覺自己正用一種充實圓滿的方式過活的活動。可以舒展身體或心靈的費力活動在當下或許並不快活，但回想起來，我們很可能會想，**哇，太棒了！**或者，**時間沒白花**。

給大腦充氧

要是翹起腿來看電視無法讓你重振活力，那什麼可以呢？聽來或許並不輕鬆，但試著參與一些可以建立心理素質——如勝任感和自我效能感——的活動。學習新事物是個很好的例子。一項研究發現，比起免需求活動，掌握一項新技能或在智力上挑戰自己更能有效地減少焦慮，建立韌性。動腦能滿足我們成長、探索和拓展的心理需求。此外，獲得新的技能或知識會將我們的注意力引向外界。天文學教授羅布（Abraham Loeb）曾說：「學習意謂著把你周遭的世界放在比你自己更重要的位置。」

當你感覺到壓力，別縮回自己的殼裡，而要升起潛望鏡，透過更廣闊的鏡頭看世界——以及你自己。當你參與到有趣的活動和體驗中，你也拓展了自我意識，進而增強你在其他領域付出的努力。

在一項研究中，所有受測者都得到一份包含十一個事實的清單。其中一半拿到的是「高膨脹」事實，例如「蝴蝶用腳嚐味道」。另一半則拿到常識性的事實清單，例如「毛毛蟲是蝴蝶的幼蟲」。接著，兩組人都面臨著解決棘手謎題的挑戰。和那些拿到普通事實的人相比，接觸到較有趣訊息的人更願意尋找解答。

擴展性的經驗使我們充滿活力。為了評估日常正向體驗和幸福感，二〇一八年蓋洛普民意調查中有個問題，「你昨天有沒有學習或做什麼有趣的事？」希望你會響亮地回答，有。

努力帶來更多努力

埋頭於自身，守著世俗的常規，迴避新挑戰或新奇經歷，這些會限制可能性，窄化眼界。淺述一下前英國首相邱吉爾的話，釋放潛力的關鍵不是智力或體力，而是努力，而釋放潛力的最佳方式是參與那些能擴展、激勵你的活動。

為了確定某項活動是否有助於自我擴展，問自己以下的問題：

這項活動會不會增加我的知識或者讓我學到新事物？

這項活動會不會拓寬我的眼界或覺察？

這項活動會不會提升我完成新事物的能力？

功能性磁振造影顯示，除了建立自我效能感，從事解謎和玩挑戰性遊戲之類的擴展性活動還能啟動大腦的獎賞中樞。參與這種類型的活動很可能也有助於戒菸，減少其他成癮行為。

從事能夠延展大腦或身體——或兩者——的活動非常值得。它感覺很好，不像膚淺的棉花糖，而比較像甘藍沙拉。記住，這個週末別再和你的孩子們看已看過好幾遍的《冰雪奇緣》了，教他們玩紙牌吧。與其每天一早查看Instagram，不如用每日一頁年曆學一個新單字。與其在睡前瀏覽推特，不如打開一本傳記或小說。我花了兩個多月讀完柳原漢雅的《渺小一生》，比起盯著新聞快報，它的成果更讓人滿足。

從事擴展性活動也能增加所謂的「自我複雜度」（self-complexity）。自我複雜度低的人對自己的看法很狹隘。如果你是一名律師，並把你的身分和你的職業劃上等號，那麼當你面對辦公室裡不如意的一天，比起你自認有多種角色，例如母親、朋友、瑜伽學生、志工、天文愛好者、鋼琴手、烘焙新秀、小說讀者等等，你會較難適應那種壓力。不把所有雞蛋放在一個籃子裡能減少負面體驗的衝擊，提高應付它們的靈活性。

追隨心流

擴展性活動能幫助我們超越自我，引發心流（flow），一種讓人神迷而又極具挑戰性的涵蓋一切的心理狀態。處在心流狀態時，你深深沉浸於你正在做的事，以致什麼都不想。這時反覆沉思和內省不是好的選項。心流很難描述，但當你感覺到它，你會知道。在運動中，當選手在足球場、平衡木或馬拉松賽中找到「心流區」（the zone）——能夠充分發揮自己的技能迎接眼前挑戰的一種絕佳體驗——就會發生顯著的心流例子。

心流活動需要專注凝神和極大的努力，然而雖說消耗精力，這種體驗更是有益。攀岩手攀岩是因為喜歡攀爬活動本身，而不只是作為登上頂峰的手段。我確信，現今飛輪教室如此風行的原因之一是，它提供了一種流動體驗。研究顯示，多數人無法讓行動裝置閒置超過六分鐘而不去查看一下，但飛輪愛好者可以把它放下足足四十五分鐘之久。踩飛輪的體能需求，加上沉浸感、鼓舞人心的教練和絕佳的音樂播放清單，創造了被許多飛輪騎士形容為近乎神聖的體驗。正如一位飛輪迷說的，「這對我的屁股好，對我的腦袋更好。它是精神牙線。」當我們發揮自己的才能，動員自己的力量，心流就會產生。我們感到精力充沛、投入而舒暢——基本上正是疲憊、緊張和無聊的反面。心流體驗能促進幸福感。

當技能遇上挑戰

藝術家常形容創作過程是一種全神貫注的經歷，在那當中，時間消失，世界融入背景中。「與其說是畫畫，不如說我有了一段體驗。」畫家托姆布雷（Cy Twombly）曾說。

創作音樂是另一種引發心流的活動，正如愛因斯坦在寫給他十一歲兒子的信中所說：「我很高興你在鋼琴中找到樂趣……主要在鋼琴上彈奏那些讓你高興的東西，即使老師沒有指定。這是學到最多東西的方法，當你帶著這般樂趣去做某件事，你不會注意時間在流逝。我有時埋頭於工作，以致忘了午餐。」

愛因斯坦沒有像許多虎媽那樣催促兒子練琴練到手指流血，而是在輔導兒子找到技能和挑戰相互碰撞、讓人忘了時間流逝的甜蜜點。

心流並不限於運動選手和天才。一般人每天也都能從洗碗、在公路上開車、在唱詩班唱歌、沉迷於好書（或爛書）、練習舞蹈動作或打麻將等等小事中得到體驗。觀看戲劇或參加演唱會也可以是一種全然沉浸式的體驗，並帶來心流感受。

外科醫生會在手術中體驗到心流，律師甚至會在閱讀契約時進入這種狀態。我有時會在寫作、做研究或看病人時感受到心流。社交互動、與好友交談、和嬰兒玩耍或者和伴侶散步的當中都可能產生心流。

心流體驗對日常生活的活力至關重要。它能讓我們超脫自我，補充耗盡的能源。它還能培養韌性。當你處於心流狀態，你不會想到沒有受邀參加的派對，或者接下來該說什麼。任何瑣碎狹隘或自我關注的傾向都消失了。你在日常生活中經歷的心流越多，你就越能感覺到活力充沛、精神飽滿。

如今，體驗心流的機會越來越少。即使能找到，往往也被簡訊、電郵和提醒通知干擾。你最後一次在心流中度過一小時而不分心是什麼時候？讓心流回到日常生活需要努力，但這體驗非常值得。

激活自己

如何能在日常生活中創造更多心流？首先把手機收起來，花二十分鐘將注意力集中在一項活動上。不能同時做好幾件事或者讓電視機開著。料理晚餐、園藝、畫畫、寫信、玩樂器、戶外散步都是很好的選擇。你能不能以單車代步？即使在週末，騎單車也不是專屬於孩子們的活動。試試看。這對環境、大腦和心臟都有好處。此外，置身戶外也是一個附帶好處。

雖然多數人都非常清楚從事需要全心投入或耗費體能的活動有多麼暢快，但我們常會拖延，因為那感覺有點令人生畏。關鍵是預先決定、計畫和安排可以促進心流的活動，來降低啟動所需能量。做為改過自新的電視迷，每當我做了什麼並且克服了我母親常說的「扭動拇指」的誘惑，我都會覺得好過許多。我並不是建議你完全放棄消極休閒。它能讓你在繁忙的日常生活中得到必要的休息，可是當它成為你度過停工時間的首要方式，它會起反作用。別混淆了娛樂和追求滿足感的時刻。不花腦筋的消遣和有意義的參與是不同的。如果狂看電視節目能重振你的活力，讓你回到心流活動中，那麼請你務必翹起腿來看個夠。但要知道，你不太可能在無腦的活動中找到心流。感覺自己似乎在浪費時間，或者沒有用上自己的技能或挑戰自己，可能會導致冷漠，這和活力是天差地別。日常生活中有很多事情是你無法掌控的，但你可以仔細考慮要如何度過休息時間，並選擇一項能為大腦充氧、激勵心靈的愛好。

病人往往帶著一種探索內在的渴望來找我。我常勸他們，向外看並且沉浸在能夠擴展自己的活動中，是個人成長的要素。

玩創意

你或許不認為自己是特別有創意的那種人，但做點藝術性的事可以讓你的大腦休息一下。藝術創作可以降低皮質醇，一種被廣泛研究的壓力指標——包括對那些沒有創作經驗的人。一項研究要求受測者提供唾液樣本，然後使用麥克筆、黏土和拼貼材料發揮創意。受測者被告知，他們可以任意使用所有素材，並且可以完全地自由發揮。作品形式不拘。四十五分鐘後，再次採集唾液樣本，皮質醇水準下降了。受測者還表示，事後感覺更好了。他們形容這次經歷給了他們一種充滿自由、樂趣、熱情和渾然忘我的感覺。多數人說他們未來想要創作更多藝術作品。

在我小時候，說到創作，我完全不行。我不會素描或畫畫。你不會想讀我寫的詩或聽我彈鋼琴。某個夏天，我認真地自學絨繡，這需要的不是想像力而是注意力。我可以一絲不茍遵循固定模式，一次一針，完成一些較小的物品——腰帶、聖誕飾品、杯墊。（在我童年的家裡，杯墊永遠不嫌多。）幾十年後，做為成年人，我發現我很懷念那種創作的感覺。我決定做一個較複雜的東西：一個有著狗狗圖案的抱枕。我有沒有提到，這抱枕不只正面，它的三面也都需要刺繡？狗的捲曲尾巴需要一塊單獨帆布，還有一塊爪子圖案的底布。狗毛皮的斑紋要用至少十種色調的棕色和米色才能表現出來。狗頸子上的格子緞帶需要非常費勁的精確性，把尾巴縫好也是一項吃力任務。結果這只枕頭花了幾個月才完成，如今是我最珍貴的財產之一。屬於一九五〇年代老祖母客廳裡的一只絨繡抱枕的存在遠超出我丈夫的現代品味，但它占據了我們臥房的最佳位置。

如果你急於追求工作效率，不妨想想這個發現：那些擁有創造性嗜好的人實際上有更好的工作表現。嗜好讓我們有機會脫掉工作帽，把精力導向另一個方向。花時間做一些單純為了熱愛而做的事能帶來滿足感。業餘愛好能創造一種熟練、掌控和成長的感覺，在混亂的日常生活中恢復秩序感，並提供新的視角。每當我完成一幅拼圖，或者和女兒一起用樂高積木搭起一棟建築物，都會像企鵝那樣驕傲無比。

加拿大艾德蒙頓市亞伯達大學（University of Alberta）副研發長克拉克（Alex Clark）表示，「許多科學家說，業餘愛好給了他們放鬆的重要機會，在完成一些小而明確的方案時得到滿足感，偶爾也能產生足以推動科學前進的那類有見地的大躍進。」

這或許可以解釋為什麼諾貝爾獎得主擁有藝術愛好的機率是普通科學家的兩倍半。愛好很可能拓展了他們的思維，增強了他們的科學創造力。

擴大你的知識範圍

過去幾十年裡，我們的文化不再討論業餘愛好。「把一件事做好。」蘋果創辦人賈伯斯建議。（他沒有遵循自己的忠告。他熱愛書法和音樂，讀遍從莎士比亞到柏拉圖的各類書籍。）重點是在單一領域取得成功，專精於特定範圍，並將所有時間和精力投入工作的深入鑽研。玩票很不可取，偏離正軌將一事無成。但研究顯示，人們一些最具創意的構想往往不是在「工作中」產生的。許多物理學者和專業作家表示，他們的許多最棒的靈光乍現時刻（aha moment）都發生在不工作的時候。在你投身一項事業並拋下所有其他興趣之前，想想許多最幸福、成功的人是如何利用他們的休息時間，從事一些能夠拓展思維、擴大自我意識的激勵性活動。他們成了無所不學，而非無所不知的人。

將學習和新知融入日常經驗中，可以提供穩定力量，培養韌性。我很喜歡的一本書是懷特（T. H. White）描繪亞瑟王傳奇的奇幻小說《永恆之王》（*The Once and Future King*）。在教導學徒亞瑟的同時，巫師梅林也教導著讀者：

> 「悲傷最大的好處，」梅林氣喘吁吁回答，「就是可以學到一些東西。這是唯一穩操勝算的一件事。你可能會變老，在你的臭皮囊裡顫抖，你可能會在夜裡醒著，聆聽自己血管的騷動，你可能會懷念你的摯愛，你可能會看到你周遭的世界被邪惡的瘋子摧毀，或者知道你的榮譽在卑劣心智的下水道裡遭到

踐踏。那麼，只有一件事可做了——學習。了解世界為何擺動，以及是什麼讓它擺動。這是大腦唯一絕不會耗盡，絕不會疏遠，絕不會被它折磨，絕不會害怕或不信任，而且說什麼都絕不會後悔的一件事。學習是你該做的，好好觀察有多少東西可學習。」

第18章　體現健康

睡一覺

不尋常的睡眠模式可能是疾病的症狀和原因。睡得太少而不覺得疲倦可能是躁症發作。睡眠過多卻還是沒精神是抑鬱症的指標。

實習期間，我常睡眠不足。在醫學院，我們常開玩笑，「等我死了就睡。」我告訴自己，我眼睛底下的黑眼圈是我獻身工作的明證。這理由十分牽強。黑眼圈實際上是疲倦的跡象。我的病人或許（也有理由）會懷疑，如果我連自己都照顧不來，又如何能照顧他們？健康的外表實際上是一種表現能力的策略。尋找領導者時，人們更喜歡健康的面孔。

睡眠是日常活力的要素。光是一晚的睡眠欠佳就足以讓你表現失常，導致緊張焦慮的一天。沒有足够的休息會放大壞情緒，誘發憤怒、不安等負面情緒，也會抑制正向情緒。研究也顯示，倦怠可能會讓人更容易受到「認知干擾」（cognitive interference），產生侵犯性、有害、渙散以及潛在的反覆默想的思維。換句話說，很難專注並清楚思考。（這個不需要研究也知道吧！）認知干擾也會降低生產力，加劇痛苦。睡眠不足往往會扭曲我們的判斷，影響我們的決策，並增加我們從事有害行為的風險。每晚睡眠不足六小時的高中生考慮自殺或企圖自殺的可能性是一般學生的三倍多。

睡眠不足還會讓我們變成性格乖戾的獨行俠。加州大學柏克萊分校的一項研究顯示，人睡眠越少，就越不想參加社交活動，而且這些懶洋洋的人也不受歡迎。柏克萊大學神經學者沃克（Matthew Walker）扼要地總結說：「如果你沒睡好，別人會認為你是『社交可憎』（socially repulsive）人物。」想想這用語——社交可憎。當我們有如行屍走肉，人們往往只想離得遠遠的，而他們也該這麼做，因為睡眠不足也會讓別人情緒低落。觀看了一段睡眠不足者的六十秒視頻之後，一群健康志願者報告說他們感到疏離、孤獨。不僅睡眠不足的人可能陷入社交孤立，和他們互動的倒楣鬼最終可能也逃不過。

睡眠不好可能是日常壓力的肇因和結果。充滿紛擾、挫折和壓力的一天會讓人當晚難以入睡。不愉快的互動會留下長長的陰影。和粗魯或愛嘲弄的同事互動，感覺在辦公室不受尊重，都可能跟著你回家，讓你夜不成眠。

睡眠時間在七到八小時之間是最理想的，然而一項全球最大睡眠調查結果顯示，近三分之一美國人每晚只睡六小時或更少。睡眠不足往往會讓人更經不起挫折，更容易被麻煩激怒，孤獨感也越強烈。就算你睡眠充足，和你互動的人當中也有三分之一沒睡好，而這可能對你的一天產生重大影響。當我們感到疲憊，我們的情緒處理會失常。我們會以負面方式解讀中性的信息。所以，即使你自認和同事的交流非常愉快，如果他睡眠不足，很可能沒有同感，以為你不喜歡他。

多數人都認識到睡眠能讓他們第二天感覺更有效率，但有些人仍然沒有或無法把睡眠擺在優先位置。不同於一天當中的許多排定事項，就寢時間通常不固定。我們嚴格規定孩子的睡覺時間，對自己卻沒這麼做。我們安排健身、門診預約和開會時間，因為它們很重要。那麼為何不設下一個特定的睡覺時間？設定鬧鐘提醒你去睡覺，可以加強它的重要性。也許你睡得又久又沉，早上根本不需要設定鬧鐘來叫醒你。

我也建議你設定一個通知信息，提醒你在睡前一小時關機——你的電子裝置和你自己。也就是在那以後不再有電郵、電玩、工作，不再煩惱帳單，不再有刺激或引起焦慮的事。這種指定的關機儀式會向大腦發送一個訊號，告訴你從工作過渡到放鬆模式的時間到了，最好為睡眠做好準備。

睡前看手機會讓你更難入睡，而且會影響睡眠品質。六成八的手機擁有者在睡覺時把手機放在床邊；儘管研究顯示睡前盯著螢幕是非常堪慮的。

當我問新患者，他們睡覺或在床上時是否開著手機，他們通常會點頭。當我問他們，是否曾在半夜被電話、簡訊或電郵吵醒，他們又點頭。他們告訴我，手機是他們睡覺前最後碰觸、早上醒來第一個碰觸的東西。「但它是我的鬧鐘」是當我建議他們把手機放在另一個房間充電一整晚，他們給我的典型回應。這很容易解決，買個旅行小鬧鐘來代替。這能防止你在睡覺前查看螢幕，而且你也不會一覺醒來就忙著捲動網頁。

將臥室裡的手機移走非常重要。在別的房間充電，但不要在浴室裡。（我不希望有人半夜起來上廁所時忍不住查看手機。）

「你晚上睡幾小時？」這問題列在我初次諮詢時向患者提出的問題清單的前面。許多人說他們睡不到七小時。後面通常會補上一句，「我需要的睡眠不多。」問題是，當我們睡眠不足，我們根本不會知道。我們總覺得自己很好，並且全力以赴地工作，儘管我們的認知能力和反應能力都很遲鈍。我的一貫反應是要這些患者比平常提早一小時就寢，持續一週。毫無例外，他們會驚訝於自己情緒和精力水準的提升。頭腦變得清晰是共同的好處。一名患者把它比作白內障手術。「直到你看清楚了，才知道以前你的視力有多差。」他解釋說。

這是一種良性循環——如果你睡得好，第二天可能會有較少衝突、較少壓力、較高的工作效率和更為正向的情緒和經歷，而這反過來會讓你當晚較容易睡得安穩。難怪賓州大學睡眠、健康與社會合作實驗室（Sleep, Health and

Society Collaboratory）負責人巴克斯頓（Orfeu Buxton）教授認為，睡眠是心理韌性的强大來源。

動起來

問了患者睡眠時間後，我通常會接著問他們坐辦公室以及在戶外的時間。這些問題在我最初的醫學訓練中並未被特別強調。如果患者患有臨床抑鬱症，教科書上的做法就是開一張抗抑鬱藥處方。如果患者在幾週內沒有改善跡象，就增加劑量，目標是「治療和改善」。重點放在頸子以上。

如今研究顯示，一週三次、每次三十分鐘的步行，在緩解抑鬱症狀方面具有和藥物相同的效果。開始一週健身數次的焦慮大學生報告說，他們在許多方面都有了大幅改善，包括更好的飲食和學習習慣，減少吸菸飲酒，以及在花錢上較為節制。

不久前，我報名一個進修課程，準備參加精神病學和神經病學委員會認證更新考試。主持這門課的知名精神科醫生詳細講述了研發中的新藥以及已上市藥物的非核准用途。他討論了跨顱磁刺激（TMS）、迷走神經刺激（VNS）和K他命（ketamine）等為病人帶來希望的治療法。如同我在課堂上學到的，他的方法也是以生物醫學模式為基礎，也就是假設所有心理疾病都基於生物學，發生於大腦，和行為、環境無關。我舉手問了一個關於生活型態介入的問題，具體地說，像健身就是一種既可減輕症狀，又能促進健康的好方法。他笑笑，翻了個白眼，說：「我們是精神科醫生，不是教練。」眾人大笑。他又說：「那或許有用，但不是我們最該關注的。**重要的事先來**。」

精神科醫生普遍認為，體能活動是心臟病學家和內科醫生傳遞給社工人員和教練的指揮棒。這種心態可以解釋為何精神科醫生通常對患者的體格鍛鍊不感興趣。

傑克遜來找我，因為他結婚二十載的妻子不斷抱怨他脾氣太壞，對他說他「不隨和」、「暴躁」。連他自己都承認他「精神狀況不佳」。六個月前，他接受了膝蓋置換手術，迫使他停止了跑步。手術進行順利，但康復帶來的許多影響尚未得到解決。在他一生中，健身對他的心理健康有著重大作用。我沒開藥給他，而是建議他游泳。效果很好，他又重拾了自在的感覺。

五分之四在門診接受精神疾病治療的患者表示，運動有助於改善他們的情緒，減輕他們的焦慮。然而，超過一半的人承認，他們的醫生很少觸及這話題。幸運的是，這種情況正在改變，因為最近的研究發現，運動不只有助於治療抑鬱症，還能降低罹患抑鬱症的風險。研究顯示，比起積極活躍的生活方式，久坐的生活型態會讓罹患抑鬱症的機率增加將近一倍。事實證明，精神科醫生如果能像運動教練一樣思考，也未嘗不是壞事。

開始蹦跳走

說到面對日常紛擾，體能鍛鍊或許是你腦海中最後想到，但也可能是最好的辦法之一。一項針對一百多萬人的研究顯示，健身者每月的壞日子（感到壓力、抑鬱或心神耗盡的日子）少了五天之多。這種提升不需要奧運等級的訓練，一點運動便大有幫助——只要三十分鐘到一小時，每週三到五次，就夠了。團體運動和騎單車的效果最好，瑜伽和太極拳之類以正念為本的修練也很有用。

為自己探索健身項目的同時，也要鼓勵親人嘗試，尤其是在過渡期和壓力期間。考慮以下建議：

- 邀一位剛遭逢失親之痛的友人去散散步。
- 讓一個青少年帶著瑜伽墊去上大學。
- 向一個剛離婚的朋友提議當他的健身夥伴。
- 替朋友看顧寶寶，讓她可以進行線上健身。

即使像做家務這種較不費力的活動，都能促進心理健康。相關研究結果顯示，有規律的日常行為，例如走路去購物或者拿著雜貨上樓梯，可以顯著改善人的情緒。研究人員使用一款可以同時量測身體活動的情緒追蹤應用程式，發現活動了十五分鐘的人，其精神狀態比他們躺著或坐著時要好。經常活動的受測者對生活的滿意度也高於那些成天看電視的人。

在到站的前一站下公車，爬樓梯代替搭電梯，遛狗時繞著街區多轉一圈，把車停在離目的地稍遠的地方，晚餐後去散步而不是癱在沙發上，這些都是增加一天體能活動量的小但有效的方法。每當你在機場，略過行人輸送帶和電動扶梯，盡可能使用你的雙腿，活動你的身體。四處走動和好心情之間有著密切關聯。就算你沒那興致，也要抓住每個機會活動一下。

心情好的時候，人會蹦跳著走路。一點不假。廣泛的步態分析顯示，抑鬱的人走路較慢，較少擺動手臂，姿勢也比較前傾，相較下樂觀的人走路更直挺，而且常會上下跳動，一邊擺動手臂。光憑觀察人的姿勢，便可能推斷出他的心理狀態。我們只需研究選手的肢體語言，不必看他們的臉，就能判斷誰是一場職業網球賽中的贏家。

情緒已被證明會影響我們的活動方式，但反之亦然：我們的活動方式也會影響我們的心情。在一項研究中，被要求模仿沮喪行走方式的受測者——手臂擺動極少，縮著肩膀——體驗了比那些被要求模仿快樂步伐的受測者較差的心情，注意力也較不集中。低著頭、垂著肩膀走路會讓你情緒低落。

幾年前，我從女兒那裡直接學到了這點。漫長的一天後，她要求我和她一起蹦跳著走過人行道。我累極了，沒有心情。再說，有哪個自重的精神科醫生希望被看到在人行道上蹦蹦跳跳？儘管如此，她的懇求說服了我。她牽起我的手，開始在街上蹦跳起來。我別無選擇，只能跟著往前走。不一會兒，我的彆扭感覺消失，不自覺地，我笑了——我實在忍不住。你也試試。開始蹦跳走走，留意一下你的心情是如何瞬間轉變。這麼做時，你真的很難不感到喜悅和活力。

我們的坐姿也很重要。在一項研究中，挺直而坐的人比癱坐的人感覺到較多自尊、熱情和興奮，而癱坐的人表示他們感覺比較害怕、敵對、緊張、消極、呆滯、懶散和睏倦。研究發起人作出總結：「挺直而坐可能是幫助建立心理韌性的簡單行為對策。」良好的姿態甚至能提高焦慮考生的表現。懶洋洋坐在位子上的學生在考試中表現較差。相較下，強有力的挺直姿勢有助於發揮專注力，建立信心，尤其在那些常進行消極自我對話的人身上。身體的姿勢會影響人處理信息的方式。佛洛伊德從未說明讓患者躺在沙發上的臨床原理，他有個著名言論，他堅持讓患者躺著是因為他無法忍受整天被盯著看。然而，有證據顯示，仰臥姿勢會降低人的防禦性，幫助人從錯誤中學習。但如果你想完成工作或掌握有挑戰性的資料，躺著並不理想。我的孩子們都知道，我最討厭的事情之一是他們躺在床上做功課。不幸的是，提出證據向他們解釋為什麼這樣不好，他們卻充耳不聞。所幸，我的病人比較能接納。

我和所有患者討論姿勢如何影響日常體驗。幾年前，一位有輕微抑鬱症狀的女士來找我，如今她無論對坐著和挺直站立都十分警覺。她穿著美姿胸罩，還買了一個駝背矯正帶，每當她前傾得太厲害就會震動提醒。她沒有採取常見的懶散步伐，而是仿效芭蕾舞伶般的優雅，想像一條從地板到她頭頂的直線。她說，當她度過不如意的一天，挺直站立能提供一種掌控感和力量。她告訴我，「支配我在這世上的立場和行動的是**我**，而不是我的情緒或手機。」—

坐直，站起來，讓身體從一處移動到另一處，能幫助你在情緒激動的情況下保持鎮定。《當然是衝著我來：新職場情緒駕馭術》（*It's Always Personal: Navigating Emotion in the New Workplace*）一書作者安．克里默（Anne Kreamer）解釋，當你覺得被壓得喘不過氣來，恢復鎮定的一個絕佳對策就只是站起來，換個環境：

> 假設開會中，你和一個不理解你的人發生衝突，你就要發脾氣或飆淚：去喝點水。（重點是移動，不是喝水。）身體活動會開始重設你的副交感神經系統，讓你進入不一樣的心態，讓你能重振精神，回去繼續開會，試著以新的視角來處理對話。人常忘了自己有能力做到這點，而要提醒自己也確實不容易。但絕大多數情況，就算你正和上司進行緊張談判，你都能大方地說：「不好意思，我需要喝點水，你介意我去拿一杯嗎？」

正如克里默所說，關鍵在於「做點什麼，改變當下你和談話或爭論的實體關係」。很可能走到飲水機或咖啡機已足以改變你的視角，重設你的情緒並再充電。當你改變自己和某種情況的實體關係，你也改變了你和它的情感關係。

我們在世上的活動方式和舉止，會以一種微妙但顯著的方式影響我們的感受和表現。當你瀏覽Instagram、查看電郵或追蹤推特新聞快報時，千萬要記住這點。你的脖子前傾，拱著背脊。鑒於美國人平均每天花在手機上的時間超過三個半小時的調查結果，這種普遍的駝背姿勢可能會對我們的集體心理健康造成損害。多留意自己的體態，這會讓你在日常生活中更加審慎。

走出戶外

「大自然是靈魂的燃料，」羅徹斯特大學心理學教授理查．萊恩說：「精神不濟時，我們常會喝咖啡提神，但研究顯示，有個更好的恢復精力的方法：接觸大自然。」

多數人都了解，戶外活動能提振我們的心情，研究也顯示它能減輕壓力。光是在大自然中待上二十分鐘就能降低皮質醇——壓力賀爾蒙指標——的水準。然而，從事戶外活動很少是我們追求的目標。我們離開舒適的家往往只是為了前往其他目的地。一項針對一萬兩千多名美國人的研究發現，超過一半的人平均待在戶外的時間不超過五小時……**每週**。在你堅持「不是我！」之前，計算一下你平均一天待在戶外多少時間。要誠實。遛狗或帶孩子上學約二十分鐘，去超市約十分鐘？記住，在車裡不算。事實上，我們的工作日大都待在室內，休閒時間也越來越傾向室內，盯著各種螢幕。

讓自己沉浸在大自然中的妙處之一是，它讓我們擺脫自我沉溺。人們發現，在一片綠意中散步九十分鐘可以減少焦慮和沉思——一種自我關注的負面想法的反覆糾結。一個半小時似乎付出很大，然而我們經常花同樣時間看一部片子。腦部造影掃描顯示，在大自然中，大腦確實會發生變化。到公園散步的受測者的膝下前額葉皮質——通常在沉思時變得活躍的腦部區域，是減少的。

還有證據顯示，生活在大自然中會讓我們對彼此更友善。當母女走在公園而不是大賣場裡，她們實際上會感覺更加親近，相處更融洽。一項實驗調查的受測者報告說，大自然比待在室內更有趣、更輕鬆有趣。到戶外散心不一定是選項，但有時不妨破個例，試著出去透透氣。你公司的自助餐廳有沒有露台可以讓你在戶外用餐？你能不能邊打電話邊繞著街區走？

可以的話，我會給所有做得到的人開一劑每天到戶外散步半小時的處方。許多精神科醫生仍不願開生活型態介入的處方，但我認為這正是醫生**應該**給的處方。

第19章　強身強心

英國二〇一五年一項研究的工作人員要求受測者寫下為期兩週的飲食日誌，並把自己的心情和行為記錄下來。在他們吃較多蔬果的日子裡，他們不僅比吃較少這類食物的日子感覺更快樂，而且更投入、好奇而富有創意。我知道這聽來像是你媽媽在主持研究，不過吃較多薯片的人也更可能報告心情不佳。雖然這項研究並沒有證明大口嚼紅蘿蔔能幫助你找到生活目標，或者蘋果是你獲得活力的保證，但研究結果提醒我們連接著身體和心理健康的橋樑。

心理上感覺強大並不完全取決於腦袋裡的東西。精神病學或許被認為是一門「脖子以上」的學科，但心理健康包括全身。你的行動、睡眠和飲食方式會影響你的情緒，進而影響你的人際互動和體驗。每一次呼吸，每一口食物，每個步伐都可能改變你對世界的感知。

多數人都知道，高脂、高糖和加工食品的典型西方飲食會對身體健康產生負面影響，但很少有人注意到它對我們情緒的不良作用。人只要吃了富含飽和脂肪的一餐之後，他的專注力就可能減弱。連續四天吃不健康的早餐——例如巧克力奶昔和早餐三明治，就可能導致學習和記憶受損，以及讓原本身心健康的人產生情緒波動。年假期間的暴飲暴食不只會使你變得遲緩，還會讓你情緒低落。另一方面，研究人員發現，飲食常含有高糖、加工食品和飽和脂肪的抑鬱大學生，在吃了富含水果、蔬菜、魚類和橄欖油的飲食後，情緒有了顯著改善，焦慮和抑鬱也有所減輕。對精神科醫生來說，營養只是一種補救辦法，然而越來越多證據顯示，營養對精神科具有和對心臟科、內分泌科和胃腸科同等的重要性。

了解良好飲食習慣很重要不見得就能轉化為現實生活中的行為。許多別的因素干擾著我們要吃什麼的決定。極受歡迎的電影《當哈利遇上莎莉》有個場景，哈利和莎莉坐在餐廳裡，莎莉大叫著表演高潮，來證明男人很難分辨女人是否假裝高潮。其他顧客驚奇地觀賞著，最後一位老太太對服務員說：「給我來一份她吃的。」

別人的行為會感染我們。我們會下意識模仿他人的姿態，採取他人的習慣動作，甚至「捕捉」他人的心情。想想你和朋友去餐館時的情況。如果有人點了起司漢堡加薯條，你可能也會想點一樣的。我們喜歡認為自己是獨一無二，但很多時候我們更愛跟風。你或許會給自己的模仿找理由，告訴自己，**既然朋友點那個，肯定不會太難吃**。或者忙了一天之後，你可能會想，**我也應當放縱一下**。或者你可能會擔心飲食的社群恐慌症（fear of missing out, FOMO），知道等你朋友點的培根蛋黃義大利麵上桌，你一定會後悔點了田園沙拉。別人也會影響我們的進食量。和朋友共餐往往會拉長用餐時間，而更長的用餐時間往往意謂著吃得更多。我們不再依賴內在訊號作為飽足感的依據，而是變成風滾草，隨風滾動，不知不覺被外力控制著。

許多餐館發現，就同類餐品來說，將菜餚放在菜單頂部或底部，它的受歡迎程度是排在中間時的兩倍。我希望餐館老闆能利用這些情報，促使顧客選擇較健康的菜餚。精心的描述也會影響選擇。附有花俏敘述的詳盡菜餚說明讓我們垂涎三尺。「配上手摘迷迭香和櫛瓜花用炭爐烘烤」比簡單的「加上美味食材火烤」來得更有吸引力。「低溫輕炸」（delicately fried）的委婉說法是我最喜歡的試圖淡化不太健康的選擇的一種手法。引發快樂回憶的描述尤其風行，「露絲奶奶的秘方家常烤馬鈴薯」聽來比平淡老套的「馬鈴薯」美味許多，尤其當你渴望家鄉味的時候。分量大小也很重要——分量越大，我們也可能吃得越多。大包裝往往讓我們吃下更多薯片，重量杯也會讓我們喝更多汽水。

工作日的壓力也會導致飲食過量和不健康的食物選擇。如果我們不留意或不考慮自己吃什麼，就很容易登上讓人失去活力的旋轉木馬。糟糕的飲食選擇會讓我們更容易受到日常壓力的傷害，而日常壓力又會導致我們作出錯誤選擇，進而讓我們更容易受傷害。感覺渾身倦怠也許是我們聽見甜甜圈呼喚我們的原因，和親人爭吵可能引發飲食狂熱（feeding frenzy）。感覺忙碌和不堪重負時，我們很容易混淆了負面情緒和飢餓感。

苦楚的感覺讓我們渴望甜味。研究發現，和伴侶發生衝突後，飢餓素

（ghrelin）的水準會升高。人每天進行的負面社交互動越多，將來越可能出現體重相關的問題。一項研究要求一百多名健康年輕女性用負面（即充滿責備、失望、憤怒和羞恥）或正向（即充滿尊重、自信增長、擁有親密感和接受忠告）來評估她們的日常際遇品質。報告有更多負面人際互動的女性更有可能在兩年後擁有較大的腰圍。

近來我常追問我的病人吃些什麼以及何時吃。離睡覺時間越近吃東西，我們的睡眠就越差，而這又可能導致第二天對不健康食物的渴望，更不用說倦怠和心情不佳了。清醒時的進食時間也很重要。兩餐間隔太久可能會讓我們「餓到發飆」（hangry），也就是飢餓（hungry）和憤怒（angry）的有害組合。如果你空腹，又遇上負面狀況，你可能會更快表現出「餓怒」—「hanger」。我們的心理和身體感受之間沒有防火牆。飢餓感會讓我們易怒。研究人員分析了牢犯的假釋聽證會，發現法官在午餐前批准假釋的可能性低於午餐後。事實上，作出有利裁決的比例從早餐後的六成五下降到午餐前的幾近於零，接著在午餐時段過後回彈到六成五。即使經驗豐富的法官也會因空腹而動搖。假釋的裁決需要仔細斟酌。空肚子時，他們更有可能否決假釋，這需要的程序比較少。很遺憾，那句老話「正義是法官吃的早餐」（Justice is what the judge ate for breakfast）用在法庭上似乎十分貼切……或許也適用於辦公室、臥房和超市結帳隊伍。

身體的感覺會轉化為情感的，反之亦然。當你餓了、累了或身體不舒服，就很容易小題大作。當你心煩或情緒低落，身體的痛苦會更加難忍，各種捷徑也顯得格外誘人。多留意身體發送給你的訊號，因為它們不只會影響你的日常人際互動和體驗的品質，還會影響你的長期心理健康。

飲食健康與否，浪漫關係總是首當其衝，或者從中受益。人的易怒程度、反應能力、耐心和性興趣會隨著他吃什麼、喝什麼而變化起伏。一名改採地中海飲食的患者沒發現他的情緒或精力水平有立即變化，但他的伴侶過了一週就注意到了。「她說我又回到蜜月時的我了。」他笑著說。

我敦促你像蔬果飲食調查的受測者一樣，記錄自己的進食量、情緒和精力水平。然後，研究一下數據，看能否得出什麼結論。

要記住，如同前面提到的，人的心理和身體健康能夠同時發生多種變化。加州大學聖塔芭芭拉分校的一項研究發現，同時發生的變化往往會彼此強化。例如，多吃蔬菜水果可能會給你更多活力，使你更積極健身，獲得更好的睡眠。「幫助人們在多方面取得進步……創造了一種向上螺旋，一個成功支撐著下一個成功。」研究指導姆拉澤克說。

即使體重不是問題，也很少會遇到從不考慮體重計，以及它是往上跳或向下滑的患者。關心他們裸體的樣子、牛仔褲是否合身、照鏡子時的模樣並不是膚淺的關注，因為虛榮也會影響他們的感受。由於有些治療精神疾病的最好的藥物會導致體重增加，也難怪患者並不總是順從。我和他們共同努力治療他們的疾病，同時也尊重他們對自己身體的感受。更審慎地看待飲食可以對人的日常生活產生正向影響。

第五篇

超越自己

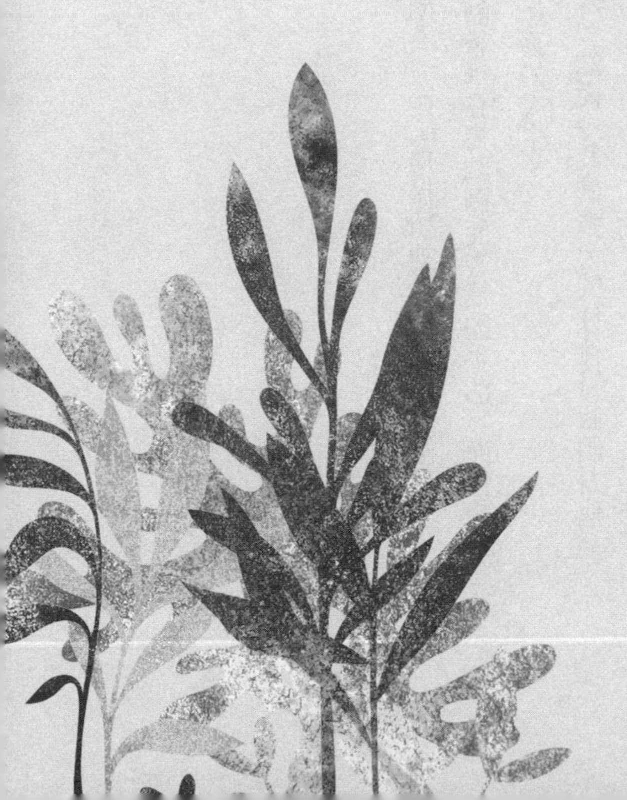

第20章 貢獻價值

精神科候診室擠滿了茫然空虛的病人。為了提振精神，他們通常優先考慮自我沉溺而不是人際連結。他們沒有試著過充實圓滿而審慎的生活，而只想尋找捷徑，同時追求著終極目標：快活無憂的人生。

快活無憂的人生聽來或許很吸引人，然而令我們強大的往往是我們對他人的關懷——以及對各種志業的關懷。當我們在乎，我們會參與。我們會投入，我們會深入，我們會堅持。將時間精力投注在眼前的自我以外的東西或許充滿挑戰和壓力，但也十分令人滿足而持久。當你擴展、開拓、延伸自己，你更可能創造長久的心理素質。

瑪歌

某年春天，一位名叫瑪歌的病人垂頭喪氣來到我的辦公室。她剛加入一個關於自我護理重要性、名為「今年只為自己活」（Make This Year All about You）的研討會，兩小時的討論強調，要獲得幸福，就必須將自己擺在第一位。他們教瑪歌把自己放在待辦事項清單的首位，每天早上都要照鏡子問自己：「我今天需要什麼？」他們要她定期和自己「約會」，並招待自己吃一片最愛的蛋糕或一次指甲美容。研討會結束時，參加者簽下一份契約，承諾給自己更多愛、善意和關注。

回家後，瑪歌退出讀書會，以便閱讀研討會推薦的成長書籍。（此外，她告訴我，因為讀書會挑選的書不見得是她喜歡的，讓她更覺得自己的決定是對的。）那份簽署的誓約允許瑪歌拒絕不方便或不合她胃口的邀請。她決定不參加朋友的生日餐會，因為那不是在純素餐廳舉行的。當她姊姊進城來探訪，瑪歌幾乎沒空去看她。

為了關注自己，瑪歌不惜犧牲各種人際關係，並確實看到一些正向效果。她有了充足的睡眠，健康的飲食，每週閱讀一本成長書籍，每兩週和一位生活指導員會面，每天冥想三十分鐘，並進行大量運動。年假時，她取消去探望祖母的行程，選擇了靜修。然而，儘管努力犒賞自己，瑪歌說她的嘗試並沒有帶來她期待的幸福。硬要說的話，她小聲告訴我，她感覺更糟了。

我告訴瑪歌，她不是唯一感到失望的人。把自己放在上位其實會侵蝕幸福感，因為這給了自我關注極大空間，卻切斷了人和他人的聯繫。我告訴她一個實驗，受測者們被要求每週從三種行為中選擇一種來執行，為期一個月：善待其他人、全人類或自己。比起只關注自己的群組，那些對他人或全人類表現友善行為的群組獲得更大的鼓舞。按摩能在當下讓人感覺放鬆和享受，但這種正向感覺很快就消失了。當善意的行為是以他人而不是以自我為導向，人的愉悅感會更長久。這項研究得出結論，「當人為他人做出善舉，可能會獲致更大的快樂、滿足和愛，進而提升整體幸福感，改善社交關係。」簡言之，一連串激勵會伴隨著他人導向的行動而來——而且會持續下去。

同時，人為別人買禮物往往比為自己買禮物感覺更好。此外，從給予中獲得的快樂不會像買東西給自己那樣消退。**擁有**可能會變得乏味，但**給予**的「溫暖光輝」在整個調查過程中始終持續不減。利他行為甚至能減輕焦慮。社交焦慮的人在主動對他人伸出援手之後，例如為鄰居修剪草坪或者幫室友的忙——得以克服了不安全感，感覺更加自信。自我關照（self-care）儘管流行，但重要的是別忘了「關照他人」才是活力和韌性的來源。

「那我每晚做的感恩練習呢？」瑪歌問，「那不是應該會讓我更快樂？」

我請她詳細說明。原來研討會要求參加者在睡前列出讓自己心懷感激的事項，瑪歌一天都沒耽擱。我問她前一天晚上列出了哪些事。瑪歌說，她感激母親送她一件毛衣：「很多人稱讚我穿起來很好看。」她還感謝一位同事向她詳述她錯過的一次會議的內容。「這讓我很有參與感。」

瑪歌老想著這些行為是如何讓她感覺舒坦，但研究顯示，感恩的力量在於向他人表達感激之情。我解釋說，感恩有兩種類型：「讚揚他人」型，感謝他人並加强社會聯繫；「自利」型，關注接受方獲得什麼。對母親的體貼以及對同事的樂於助人的感激，是讚揚他人的感恩類型。很有參與感、受到恭維的感覺很令人滿足，但當我們讓一切圍繞著自己，也就失去了感恩的魔力。

對他人表達感激的人擁有更强、更深情的人際關係。因此，如果你的伴侶送花給你，你可以享受這舉動帶給你的感覺，或者你也可以表達你對伴侶的感激，主動地說或做點什麼，來認可**她／他**有多棒。這也就是「謝謝你的花，它們讓我好開心」和「謝謝你的花，你讓我好開心」之間的區別。把表達感激看成一種表態，但同時也是一種行動，一個動詞，當它被具體展現、大聲說出，而且讓你和他人產生連結時，便能發揮最大作用。

瑪歌想要快樂，但她的追求讓她走上一條難以圓滿的自我沉溺之路。她一直在尋求成長和人際連結，但她找到的是假成長（pseudogrowth）和孤立。我向瑪歌解釋，人越是看重個人幸福，就越會感覺日子過得孤獨。

「我大概是最佳人證。」她坦承。

神經科學家卡奇奧波（John Cacioppo）探索了孤獨如何導致自我中心，並發展出一種具有演化基礎的理論：對我們的祖先來說，孤獨體驗發揮了警告系統的作用，可以照顧人的直接福祉和利益。「在現代社會，變得自我中心可以在短期內保護孤獨的人。」卡奇奧波說，但他們越是自我沉溺，就越難重新融入社會。

孤獨和自我中心形成一種反饋循環，兩者在其中互相支撐。這可能導致社交孤立，進而損害身心健康。當人們積極主動地慷慨對待彼此，他們通常會覺得自己更有能力貢獻價值，作出改變，並感覺到歸屬感。當然，照顧好自己很重要，但別讓自我關照成為自我沉溺的藉口。

幫人扶一下門

太過關注自己腦袋裡發生的事，會導致我們忽略許多壓力緩衝體驗、人際連結和機會。積極投入、為別人做點什麼是緩解日常壓力的最有效解藥之一。幫鄰居採買雜貨，讚美他人，給生病的朋友送熱湯，探望祖父母，到圖書館或避難所當志工，這些都有助於減輕我們面對卡在鞋子裡的小石子攻勢時的慌亂無措。

善良和慷慨會帶來很多好處，包括更好的人際關係、更大的自信和更強的免疫系統，同時也能改善心血管健康，減少身體疼痛。善舉甚至能減輕抑鬱症狀。對工作也有好處。採取他人導向的立場可能使我們有更好的工作表現……包括醫生在內。史丹佛大學的研究人員發現，擁有一位富有同情心的醫生足以影響患者的治療結果。一群受測者的前臂被注射了組織胺，導致皮膚又紅又癢。然後，這些受測者分別接受兩名醫生的簡單檢查。一位很親切，說了幾句鼓勵的話；另一位含蓄，評估了傷口反應但沒有安撫病患。比起那些被冷淡醫生檢查的受測者，經歷溫暖互動的受測者報告他們的搔癢感較輕，症狀緩解也更快。我們都知道能力很重要，但關懷的影響也很大。

如果互動品質無關緊要，那麼兩組患者所報告的經歷應該十分雷同。一位直呼你的名字、直視你的眼睛、和你談笑、真誠關心你健康的醫生可以幫你康復。一個對你的訴苦翻白眼，或者在你不舒服時粗魯地對你說「你沒事」的醫生，以前在班上也許是優等生，但實際上可能有害你的健康。

享受時間的饗宴

如果各種日常需求讓你很難關照自己和幫助他人，那麼你有伴了。近半數的美國人說他們時間不夠用，一種被稱為「時間饑荒」（time famine）的流行病。這種要做的事情太多卻沒有足夠時間去做的普遍感覺蠶食著我們的幸福感。

這或許有悖常理，但研究顯示，想要感覺自己有更多時間——「時間充裕感」（time affluence），最好的辦法是把時間給別人。研究決策制定的莫吉納（Cassie Mogilner）主持了四項實驗，顯示當時間花在別人身上，人擁有時間的主觀感覺會增加。大方撥出時間（例如助朋友一臂之力、帶鄰居的狗去散步或參加志工活動）可以提升人對自己有能力貢獻價值、發揮影響力的信念，從而塑造他對時間的感知。莫吉納和她的研究夥伴得出結論，「我們確定，個人可以作出一個具體的選擇，來減輕他們所感受的時間壓力：透過幫助他人來提高效率。」

拋開氧氣面罩的比喻

「萬一機艙壓力降低，氧氣面罩將會自動落下。請先戴好自己的面罩再協助他人。」

我們都熟悉這步驟。要是你忘了，空服員也會在每次飛行開始時提醒你。這建議很有道理。如果你試圖幫助某人，自己卻氧氣耗盡，兩人最終都可能失去知覺。

在心理治療領域，氧氣面罩已成為一種隨時把自我擺在所有人之上的比喻。訊息非常清楚明白：關注自己的需求，自己優先，其他一切都是次要。或者，就如女星葛妮絲・派特洛二〇二〇年在《*Town & Country*》雜誌上所說：「我認為這股健康養生風潮的重點是傾聽自己，關注自己感興趣的事，並嘗試新事物。找到讓你感覺愉悅的東西，然後從那裡開始。」

這信息在開明的人聽來很有道理。當人感覺壓力沉重，往往會傾向於自利。光是普通的日常煩惱便足以促成一種自我中心的觀點。在一項公認相當奇特的研究中，受測者被要求回想某個焦慮的時刻。接著，研究人員給他們看一張照片。在這張照片裡，一個男人坐在桌子前，桌上放著一瓶水和一本書。

接著受測者被問到：「書在桌子的哪一邊？」那些感到焦慮的人多半會說：「書在右邊。」他們會採用自己的視角，而非照片中人物的視角來回答問題。

當人感覺到壓力，便很難設身處地為別人著想。我最近看了一位病人，她告訴我她和一個約會了數星期的男人發生的一次緊張互動。晚餐快結束時，他拉起她的手。她意識到這是一種示愛的表現，然而她感到不安。他已經吃完了，但她還沒有。在她看來，這時想握她的手給人的感覺是自戀，而不是愛意。她想再吃幾口漢堡，於是將手抽回，接著兩人就吵起來了。她對他說他很自私，他對她說她反應過度。之後他們就沒再說話了。我不禁想到有許多時候，我們深陷在自己的腦袋裡，以致對身邊的人視而不見。同時這位病人的經歷也提醒我，清楚傳達自己的感受可以挽救這種狀況。如果當時她說「你真好，但我真的很想把漢堡吃完」，也許他們會開懷大笑。

在「好心的撒馬利亞人」（good Samaritan）寓言中，一個旅人遭到搶劫、毆打後倒在路邊。兩名神職人員路過——一個祭司，一個利未人——路過，走到路的另一邊迴避他，而一個平凡的撒馬利亞人停下來幫助他。耶穌講這故事是為了說明何謂真正的好鄰居。那兩個視而不見的人是因為冷酷，或只是必須趕路？普林斯頓大學兩位心理學者進行的一項著名研究突顯了時間壓力是如何使我們變得內向，以致見不到他人的需求。一群神學院的學生被要求準備一次三到五分鐘的演說，主題是關於擔任神職人員的意義或者關於好心的撒馬利亞人。然後，他們被指示到校園對面的一棟大樓完成任務。一部分學生被告知可以慢慢來，其他人被告知他們遲到了，必須趕快。在路上，每個學生都遇見一名「遇難者」，他低著頭，閉著眼睛，一動不動倒在大樓入口。學生經過時，遇難者會咳嗽兩聲，垂著頭呻吟。有人可能會認為，被指派以好心的撒馬利亞人為演講主題的學生較可能停下來，但並非如此。事實上，研究人員注意到，有些人直接從遇難者身上跨過。他們的反應不見得反映他們的冷漠，而是他們的緊迫感——在這情況下蓋過了同理心。正如研究人員觀察到的：「我們可以想像祭司和利未人——公眾名人，帶著裝滿會議和預約行程的小黑皮書匆忙趕路，邊偷瞄他們的日晷儀。」

靈修被認為能增進心理健康的一個原因是，它減少了自我中心的意識，創造了一種歸屬於更大整體的感覺，不限於特定信仰。儘管各種宗教傳統存在著儀式和信仰的差異，但遵循一種強調他人導向的價值體系而活，往往能提升幸福感。

貢獻你的詩句

我們很容易相信以「我」為中心的談話（I-talk）是自戀的指標，但這是毫無根據的。常使用「我」和其他第一人稱代名詞的人較容易感到心煩，較容易產生「我真倒楣」的想法，但他們不一定是讓人受不了的自戀狂。I-talk的問題在於，它讓你成為自己的關注焦點，開啟了通往自我沉溺之門。當你處在「我模式」（I-mode），會覺得別人的負面反應都跟你有關，完全是衝著你來。I-talk的另一個問題是，它可能會讓別人討厭，或者——老實說，覺得無聊。畢竟，你很難跟一個沉迷於自身體驗的人建立有意義的連結。

I-talk客（I-talker）往往渾然不覺自己是I-talk客。如果你想加強警覺，請家人朋友在你說太多「我」的時候提醒你一下。此外，在你講一件事或寫電子郵件的時候，多留意你使用了多少次「我」（I, me）如果你發現自己犯了老毛病，試著用不同的方式表達。與其說「我真不敢相信那個店員那麼惡劣對我」，不如說「那個店員很無禮」。或者試著從對方的角度來看待這段經歷：「也許那位店員今天真的過得很不順。」有意識地參與能幫助你超越自我、和他人建立連結的對話和活動，不僅能激發活力，而且也更有趣。

惠特曼的詩〈我啊！生命啊！〉（*O Me! O Life!*）或許是對付I-talk客的最佳解方。它以一種惱怒的語調開場，呼喊著「我舉目所見那些勞苦汙穢的人群」，感覺「空虛」、「無益」，詩人提出存在主義的問題——我把它淺述——「這一切有什麼意義？我為何要浪費時間？」他得出結論，關鍵是要有所貢獻。惠特曼的「答案」如下（我抓出重點）：

「你在這裡——生命存在，還有個體，

偉大的戲碼仍在繼續，**而你或可貢獻一行詩句**。」

你將為這齣進行中的動人戲劇貢獻出什麼樣的詩句？帕克．巴默爾（Parker Palmer）指出，「沒人會在臨終前說，『我真慶幸過了自我中心、自私自利和自我保護的一生』。」有些苛刻，但指出了重點。要知道，我不是在倡導忽視自己或殉道。我也不推薦一種可以跟門墊媲美的送往迎來的生活。照顧好自己很重要。在三萬呎高空發生緊急情況時，先把自己的氧氣面罩戴上可以決定生死。當然，在幫助別人之前得先保護好自己。然而，說到日常生活，這個比喻往往並不適用。況且，並不是非得作出取捨不可，也可以兩者兼顧。太多自我關注會成為自絕於世界的藉口。做一些為自己好的事沒什麼不對，但如果太過火，就可能演變成自我耽溺。

第21章 發揮自己的用處

小時候，我和姊姊從來不敢在母親跟前使用「b」開頭的字。承認自己「無聊」（bored）在我們家被認為是一種不敬。每當我母親懷疑她的孩子沒有充分利用自己的時間，就會發出一個常用指令。如果我們在悶熱的夏天午後抱怨無事可做，她照例會說：「去讓自己有點用吧。」

所謂讓自己有點用，意思給院子除草、清掃碎石、整理車庫、撿排水管裡的石頭、洗車，或者做任何事，**什麼都行**，只要能讓我們擺脫自我耽溺。

給院子除草尤其難受和乏味。那些冷酷的爬蟲頑固又粗野。牠們會弄傷我的手指，而層層泥土會卡進我的指甲縫，得刷好幾天才能清除。不過，過程中也有令人滿足的地方。當我把那些長在地上的水母卷鬚裝滿了一大桶的時候。我不再思索任何令我心煩的事。當我把手指伸進泥土，自我關注的思緒停止了運轉。久而久之，我越來越擅長除草。我不光拔掉草的頭部，還學會了只要用力得當，我可以一下子把整株雜草拔掉，包括根部。當然，野草會再長出來，但那一刻的小小改變讓我得到了激勵。

我母親敏銳地意識到發揮自己用處的非凡改造力量。人類或許會轉向自利，但我們也有强烈的奉獻傾向。小孩子會不怕麻煩地伸出援手，包括對他們不認識的人。在一項研究中，當實驗人員掉了一支筆或努力想打開櫃子，幼童會立刻試圖去解圍。相關研究顯示，兩歲的孩子發現幫別人和幫自己一樣快樂。增加價值滿足了成長、成就感和人際連結的基本心理需求。最重要的是，它讓人感覺自己很**寶貴**。

「體驗團」（experience Corps），一個將老年人和年輕學生配對的計畫，旨在為都市公立學校提供教學支援；它也是此一原則廣泛地得到成功應用的出色例子。定期和年長輔導員會面提高了小學生的閱讀技能和考試成績。但這些孩子並不是唯一在指導活動中受益的人。加入體驗團一年後，八成四的志工表示，他們的朋友圈由於參與這項計畫而擴大了——這是衡量社會幸福感的一個重要指標，尤其是對老年人。活動量最少的老年人當中約有三分之二報告說，他們變得更有活力，對社會和社區活動更加投入。最重要的是，八成六的體驗團志工表示，他們的生活由於參與這項計畫而有了改善。全新的生活目標感和人際連結是這些進展的關鍵。

不再只為自己

有句諺語說，美好生活的三個要素包括「有事做、有人愛、有期盼」。我想補充一點，你還需要做一些關係到自己以外的事。

約翰多年來一直想戒菸。他嘗試了從催眠、處方藥再到尼古丁貼片的一切方法。在短期內，這些介入措施很有效，但經過一個月左右，他就又回復每天一包的量。另一位治療師鼓勵他追溯自己的過去。約翰的父親抽菸斗，也許其中的關聯有助於深入了解約翰為什麼吸菸，並幫助他戒掉。這方法也不管用。

我們的幸福感和心理健康被認為取決於以下三大方面：

1. 過去（例如，發生過什麼），而不是未來。
2. 個人，而不是個人和他人的關係。
3. 思考，而不是行動。

然而，這些原則都沒能幫助約翰戒菸，他仍然很氣餒。在門診中，他會舉出他想戒菸的理由：虛榮（他討厭嘴巴周圍的皺紋）、健康（他很容易得到上呼吸道感染）、氣味（他的公寓和衣服飄著菸味）。儘管如此，了解到他將獲得這些個人利益並不足以讓他戒除這習慣。最終讓約翰毅然戒菸的是他四歲的姪子。

每次餐後，約翰總會先離開餐桌。「我想出去透透氣」是「我想去抽根菸」的代號。有天晚上，小盧卡斯站起來，說：「約翰叔叔，我也要去！」男孩說著抓起一根麵包棒，模仿著吸菸。對約翰來說這就夠了，想為姪子立個好榜樣重新激起他的動機，那天起他永久戒菸了。

心理學家把這稱作「自我超越的動機」（self-transcendent motive）。了解到自己的行為和經歷對他人的影響可以改變行為。當被問及為什麼要上大學，比起那些表達了自我導向動機的學生——例如「我想深入了解自己的興趣」，那些來自低收入家庭的學生多半贊同「我想多多學習，以便對世界產生積極影響」和「我想成為有教養的公民，為社會做出貢獻」等理由，而他們輟學的可能性也較小。那些被要求思考學習和作出積極貢獻之間的關聯的學生，會更願意完成「乏味」的數學題，而非看熱門視頻或者玩俄羅斯方塊電玩。這項「學業勤勉任務」（Academic Diligence Task，ADT）目的在反映學生日常做作業時實際面臨的各種選擇。擁有超越個人關注的動機有助於他們堅持下去。

為了說明這點，我喜歡告訴患者一個故事。當聖保羅大教堂建造時，名建築師克里斯多弗．雷恩（Christopher Wren）爵士詢問了在現場執行相同工作的三名工人他們在做什麼。其中一人回答，「我在砌磚。」第二人說：「我在建一道牆。」第三人說：「爵爺，我在建一座大教堂。」第三人把他的日常職務看成為社區建立一個禮拜場所的更大成就的一部分，為他的工作注入了意義。日常的瑣務可以把我們都變成砌磚工匠。有意識地將我們的行為和某種更大的東西連結起來，能使我們保持活力，並提醒我們在腦海裡保留一個隱喻大教堂的意象。

當情況變得艱難，繼續下去的動力往往會減弱。將一項活動轉化為使命可以讓人振作起來。正如前面的吸菸客約翰說的，「當理由不再只限於我，要回答『我為何要這麼做？』就容易多了。」

當人們被提醒自己的不健康行為，往往會變得很有戒心。他們寧可塞住耳朵大聲唱歌，也不願聽人勸告。他們不願聽到有關健康的重要信息的一個原因是，這些信息感覺像在控訴他們所作的選擇。把焦點從自己轉移開來，會讓人更願意接納作出改變的想法。一位擔任內科醫生的朋友感嘆，每當她跟病人談論戒菸、節食或多運動，他們都會開始防備。「好像是說『懶得理你啦』，他們根本不想聽。」她解釋。

後來她發現，引導患者談論對他們有意義或者讓他們有目的感的東西，可以讓他們更容易接受關於作出改變的對話。「有時候我會說，『聊聊你的孫子吧』，或者別的一些他們很關心的事物。幾分鐘後，當我說『聊聊你的膽固醇水平吧』，他們往往會更願意接受少吃漢堡和薯條的想法。」

賓州大學華頓商學院的亞當・格蘭特（Adam Grant）及其同事進行的一項研究發現，鼓勵醫護專業人員保持手部衛生的最佳方式不是拿不洗手的個人後果嚇唬他們，而是提醒他們，不洗手可能對他人造成的後果。儘管醫生和護理師都很清楚洗手對防止細菌傳播至關重要，但很多人一忙起來（就像「好心的撒馬利亞人」故事裡的路人）就會忘了要優先洗手。於是，研究人員在洗手站貼了兩張不同的提醒標誌。一張寫著，**洗手預防你感染疾病**。另一張寫著，**洗手預防病人感染疾病**。

比起呼籲保持自身健康的洗手站，醫護人員在貼有警告危及他人標誌的洗手站使用的肥皂多出了四成五。比起個人傷害和私利受損，挖掘對他們有意義的東西——當然是照顧醫院裡的病人——似乎是更強大的激勵手段。研究結果得出結論：「安全行為不見得是『只為我』。」

施與受

家長們常問我，如何讓心不在焉的孩子好好做功課。坦白說，我自己也很想知道答案。讓我的孩子做家庭作業絕非易事。懲罰是一種策略，問題是你能把他們的手機拿走多少次？獎勵是另一種選擇，但研究顯示，這不一定是好方法。期待付出所需的努力能得到回報，實際上會削弱動力。如果你用現金鼓勵孩子取得好成績，他們就很難找到想要靠自己爭取好表現的內在動機。

我最常用的策略是解釋為什麼努力學習很重要，然後提供關於養成良好學習習慣的建議。有了在學校勤學有成的經驗，我認為自己簡直是埋頭苦幹、搞定學業的寶貴情報庫。多年來，我一直以為我的智慧言語能點燃孩子們的學術熱情。也許當我諄諄告誡他們要做到「最大限度，而非最小限度」時看見他們的呆滯眼神，就該明白他們是鴨子聽雷。

和各地善意的家長老師所推測的相反，向孩子解釋他們為何應該以及如何努力學習，產生不了什麼作用。多數孩子都充分了解到教育以及理想學習習慣的重要性。他們不需要更多信息，他們需要的是更多動力。研究提供了一個超乎常理的解決方案：與其向學生提供如何在學校有好表現的專家建議，不如讓他們向其他學生提供建議。和四年級學生分享做單字作業有多重要的想法的中學生，自己也會更有動力學習單字。

給別人建議可以增強自信。他們不再是需要指導的苦讀生，而是擁有寶貴經驗、能提供幫助的人。另外，人喜歡言行一致。當我們倡導一個想法，自己也會身體力行。在說明某件事有多重要的過程中，我們也會說服自己。

提供建議的推動力不只適用於學生。那些試圖減重、控制脾氣、省錢和找工作的人，在提供忠告給其他面臨同樣問題的人之後，會變得更加投入。幫助他人能發掘自己的成功動力。多數成年人都充分了解到實現目標所需的步驟，如何跨越知識和行動之間的鴻溝是一項挑戰。正如這些研究所顯示的，將奮鬥者從接受方轉變為給予方的做法提供了一座橋樑，也為實踐自己的想法提供了燃料。所以，下次當你遇見有人或孩子在達成目標方面遇上困難，忍一忍，別急著給出你自己的智慧建言，而是問他們，會對處在同樣困境的人說些什麼。在給予中，他們會有所獲得。

第22章 審慎的活力

在我小時候，我不懂為什麼我的兒科醫生辦公室的護理師老是對我那麼兇。她知道打針有多痛嗎？她會戳我，然後開心地大喊，「好啦！」可是並沒有。之後我的手臂會痛好幾小時。顯然有一次我決定反擊。根據家族傳說，我咬了她，儘管我發誓我不記得這麼做過。但如果我真這麼做了，也是因為我真心相信她是一個喜歡把針頭刺進柔弱乖孩子的細瘦臂膀的無情女人。

人的善意不見得能一眼看出。如今我明白，那位護理師是真心為了我好。儘管如此，人們的意圖往往很含糊。在缺乏清楚溝通的情況下，很容易誤判了別人的行為。真希望我能說，我身上的這種傾向在我成年後就結束了，但最近我在週一發了封電郵給一位朋友，問了一個有點尷尬的問題。第二天我的朋友沒回覆。又過一天依然沒有。於是我確信她在生我的氣。我想再寫封信去道歉，但又擔心會越描越黑。當她終於在週五回信，她解釋說她工作忙得不可開交，然後開心回答了我的問題，並在信尾加上「親親抱抱」（xo）。

精神科醫生被訓練用來詢問新病患作為評估妄想意念（paranoid ideation）的一個問題是，他可曾覺得有人想要害他。妄想意念和感覺某人沒回你郵件一定是因為討厭你，是截然不同的。正經歷妄想意念的人可能會將一個看來相當和善的情況理解為他正成為攻擊目標、受到騷擾或不公平對待的明證。他可能會認為走在同個方向的人是在跟蹤他，或者偶然遇到的某個正在講手機的人是在說他的不是。落在他頭上的鳥糞可能是陰謀的證據。妄想意念可能是思覺失調或情感思覺失調等疾病的徵兆。

我的幾位病人沒有妄想意念，但有我稱之為「悲觀意念」的想法，傾向於透過暗黑的鏡片看世界。任何負面經歷都被當作這世界充滿了自私人們的進一步證據。從他們的視角來看，每一個資料都可以放進這種模式。當他們累垮或不堪負荷，這些負面感知往往會加劇。日常壓力會降低給予他人無罪推定的意願。突然間，一個模稜兩可的互動或小失誤感覺就像天大的背叛。如果咖啡館店員沒有在拿鐵裡放足夠牛奶，她就會被貼上不稱職的標籤。如果配偶忘了去洗衣店拿衣服，他就是自戀狂。別人越慌張，他們就越不耐。翻白眼、不理不睬和惱火嘆氣是所有煩躁人們的共通語言。

假設別人的意圖是負面的會讓糟糕情況變得更糟。在一項研究中，三組人分別被一名同伴施加了不舒服的電擊。第一組被告知，電擊是意外發生的，同伴並不知情。第二組被告知他們電擊是有意的，但沒有特別原因。第三組被告知，他們被電擊是因為他們的同伴想幫他們贏得樂透。第三組人的疼痛明顯低於其他兩組。光是知道有人帶著良好意圖並試圖幫助他們，便足以減輕他們的痛苦。（這項研究讓我不禁想，要是當年我的兒科護理師花時間解釋她為何要給我打針，也許我就不會那麼痛，也不會咬她了。雙贏。）

深思熟慮、堅持到底

花點時間表達你的善意。沒人能看透你的心思，也沒人能透過你腦袋裡的小劇場解決任何問題。正如瑪雅．安吉羅（Maya Angelou）說的，「你或許有顆純金般的善心，但一顆水煮蛋也有。」我們善待他人、表達興趣、給予他人我們的全部關注、傾聽和學習的種種行為塑造了我們互動的價值（valence）和人際關係的品質。當你有股衝動想讓別人知道你在乎，就付諸行動。寫張卡片……表達感激……表示尊重……說出你心中的話。在日常生活中感覺被愛、被尊重會讓生活更美好，帶來更大的幸福感。花點心思去創造一些讓他人感覺被愛的時刻。仔細斟酌如何跟他人和睦相處。

也要仔細斟酌你自己想達成什麼目標。透過經常評估、追蹤進度來讓自己擔起責任。如果你想作出改變，就採取行動，接受各種能幫你達成目標的改變。光是想要改變或者只在腦子裡擬定計畫是不夠的。設定具體、可評估、行動導向、實際且有時間限制的目標，會更有助於你實現它們。

例如，如果你想變得更有條理，別只是制定一個清理辦公桌的計畫，而要動手去做。如果你想變得更準時，下次約會提前十分鐘到達。如果你想變得更開明，就和一個觀點不同的人就某個話題進行對話，並且傾聽。如果你想明天提早二十分鐘起床，又擔心到時候會按下鬧鐘的「貪睡」按鈕，就把鬧鐘放在房間的另一頭。如果你想對伴侶少點苛求，就在整個週末禁用「應該」這字眼。想要事情有所改變卻不採取行動，就會一直有所缺憾。

下決心確認什麼對你來說是重要的，並且下決心在日常生活中體現這些價值。積極參與讓你感覺強大的行為——用心規劃你的飲食、運動和睡眠。積極追求各種有意義的激勵。盡你所能以尊重、友善的態度對待他人。有意識地運用注意力。克服做容易但空洞的事情的衝動。接納探索和拓展的機會。克制逃避挑戰、退縮不前的衝動。細細品味意義重大的時刻。和他人分享。尋找、創造感覺被愛的時刻。積極展現寬容。要耐得住執著於錯誤的事或辜負你的人的誘惑。聽來似乎很多，但你的行動越是符合你的價值觀，你就越有活力。

活力不是結果。它是過程。藉由作出一些能充分反映你看重的價值、建立勝任感並將你和他人連結起來的選擇來培養它。體現你所關切的。為自己設定實際可行的目標——不只是帶有特定成果的「什麼」目標，後面也要帶有「為什麼」。「什麼」可以讓你集中精力，「為什麼」能讓你重振活力，因為它能深入你所關心的東西。

重新想像韌性

本書即將完成時，COVID-19仍持續翻轉我們的生活。一位有焦慮病史的患者告訴我，雖然她的焦慮得到了控制，她還是感覺不舒坦。「這感覺很難形容，不是我平常的那種強烈的苦惱——它比較像是心愛的東西不見了時的一種木然、折磨和不安。」

許多人經歷的一種不熟悉的感覺是悲痛——對於失落的傷痛，以及預期中的傷痛，一種將會迎來更多失落的持續的恐懼。不確定性加劇了這種沒完沒了的心痛感覺。不停地查看COVID-19新聞加深了恐慌，就好像檢查住院人數就會讓情況改變似的。新聞超載總是有風險的。煽情的媒體報導有損人們的心理健康，放大現有的恐懼，助長對未來的恐懼。二〇一三年波士頓馬拉松爆炸案發生後進行的一項研究發現，經歷最大痛苦的人不是炸彈爆炸時在附近的人，也不是認識那些傷者的人，而是那些緊盯著相關新聞的人。在爆炸發生後一週內觀看六小時或更久的新聞預示著更高的急性壓力。

這種對負面新聞報導的不饜足胃口讓我想起一項探索飽腹感的研究：那些在不知不覺中從一個自動再裝滿的碗裡喝湯的受測者，比從只加一次的碗裡喝湯的受測者多消耗了七成三的湯。就像那些喝湯的人，我們無意識地接受負面新聞，沒發現我們的大腦正被強迫餵食。好好掌控獲取新聞的方式和時間，對於保持心理強健至關重要。

除了一些真正危及生命的新聞發布，讓這段時期格外難熬的是保持社交距離的呼籲。我們是社會性很強的生物，充分利用面對面互動一直是我業務中的治療主題。我常告訴患者，務必親臨——直到COVID-19出現。一轉眼，我們的生活轉移到網路。透過螢幕看到朋友、家人和同事會讓人產生連結感，但這卻也不斷提醒我們失去了什麼。就好像我們全都在柏拉圖的洞穴裡，差別在我們知道自己失去了什麼——沒有尷尬停頓的對話，沒有時間延遲的笑聲，真心的擁抱，以及具體的存在。

對病人（和朋友），我會避免問一些冒昧的問題，例如「你還好嗎？」這暗示著脆弱，或者暗指我認為他們沒本事安然無恙。相反地，透過遠距醫療門診，我會問患者有沒有什麼激勵體驗。我解釋說，在痛苦和悲傷中，額外花點時間尋找正向時刻十分重要。詩人羅斯．蓋伊（Ross Gay）的《歡喜之書》（*The Book of Delights*）記錄了他一年當中的樂事。蓋伊指出，這種做法引發了一種「快樂雷達」。他越是研究快樂，就越能發現快樂。並不是說他生活中的悲傷或恐懼就此消失，或者因為尋找快樂而減少。他學到的是苦難和慈悲是如何共存的。如果我們不刻意尋求善意，我們就只能看到黑暗。有意地把一些被忽視、未受到充分賞識的東西呈現出來，是一種可以讓你擺脫自我的寬厚行為。

在疫情期間，每次我們打開電腦、查看手機或打開電視，我們總會看到苦難和失落。然而，我們也見證了它的反面——慷慨、善良和憐憫。一個兒子坐在父親所在養老院的窗外，確保父親每天都能看到他。一個男人舉著一塊牌子，上面寫著「謝謝急診室的各位救了我妻子的命。我愛你們。」醫護人員在陽台和屋頂上接受喝采鼓掌。鄰居間互相照顧。

為了避免患者招架不住沒完沒了的壞消息的轟炸，我建議他們每天至少培養或留意兩個令人開心的平凡時刻。我建議他們順手寫下一句話，或者拍張照片，讓這些體驗可以留存下來，而不只是匆匆一瞥然後就被忘了。和別人分享體驗是確保這些平凡時刻留下痕跡的另一種方式。正如哥倫比亞作家馬奎斯所說，「生命中重要的不是你身上發生了什麼，而是你記取了什麼。」

有些患者對於花時間尋找激勵感到內疚，就好像體驗快樂多少是對傷痛的一種背棄。其他情況較好的患者則表示，他們覺得難為情，因為他們不夠痛苦或難受。

一名患有嚴重焦慮症的患者對居家隔離命令的反應很令人意外。「我其實適應得很好，」她告訴我。她把多年來學到的所有處理焦慮的方法都用上了——充足睡眠、節制新聞和社群媒體、健康飲食、每天散步。「就好像我一輩子都在為這做準備似的，」她說。「我實際上是在指導我那些平時不焦慮、現在焦慮得不得了的朋友如何處理種種不確定性。我對他們說：『歡迎加入我的世界。』」

向前看

二十年的精神病學實務教會了我，人**可以**而且**確實**會改變，而挖掘過去——反覆省思前一週或幾十年前的問題——很少能真正改變什麼。回想一下你自己的人生，顯然你可能已有了不少改變。我猜你已經不是你二十一歲時的樣子（我指的不光是你的時尚選擇）。我懷疑你還跟兩年前、甚至六個月前的那個你一個樣。大學期間，我讀了伊迪絲·華頓的《歡樂之家》（*The House of Mirth*）。當時，我在我認為的「重點」上畫線（現在也一樣），在書頁的空白邊欄和折角寫下我很有共鳴的心得。可是我最近重讀這本小說的大學版，發現許多新的重點。現在吸引我的部分已和當年不同了。

你認識到現在的自己進化了，但要預測自己將來會如何變化，就困難多了。不過，還是辦得到。如果你審慎考慮你想產生的改變，實現它們的機會就更大。也因此我常問我的病人，「接下來，你希望下週你再來的時候有什麼感覺？能不能選擇一件小事來幫助你達成這目標？」我們無法掌控一切，但我們能掌控的還不少。除非你同意風的走向，否則別輕易隨風搖擺。

我們的生活有很大部分是習慣性地進行的。我們漫不經心過日子，浪費注意力和時間。過度關注自己的想法，最終感覺和真正重要的事脫節、斷絕了關係。通常，透過更審慎的考慮，我們可以改正這點。要記住，你度過一天的方式，**就是**你度過一生的方式。活力不是被動存在的副產品。和許多生活風格大師教我們的相反，幸福感並非取決於個人，也不是在孤立中發生，或者需要長時間的自我關注或靜修。幸福感**確實**需要的是日常的努力。

一些健康導師要我們相信，攬鏡自省是成長和培養活力的最佳方式。精神病學的實務則告訴我，遠離鏡子往外看會讓我們更加茁壯活躍。甚至，我希望你能敞開大門，安穩地走出去探索世界，藉由挑戰自己、和他人建立連結、盡你所能做出貢獻來邁向活力。願你一切都好。

致謝

一個由不凡之人所組成的團隊，使得本書的出版成為可能，我衷心感謝所有人。

Nell Scovell，你是煉金術士。在你手中，一個念頭變成了文字。你為每個句子增添了精確、說服力和情感。你還擁有神奇的本能，知道該移除什麼。謝謝你挑戰我，激勵我，讓我開懷大笑。你那融合了支持、質疑、構想、熱情和鼓勵的卓越才華豐富了每一頁。

Pilar Queen，我的經紀人兼朋友，感謝你提出這案子的遠見。你那超凡的耐心和無止境的支持是我信心和靈感的泉源。Rick Kot，我的編輯、書評，我無比感謝你們的洞見、指引、靈活和幽默。你也知道，有時我喜歡長篇大論，而你是完美的精簡專家。你的聚焦在日常生活的想法幫助我擴展了思維，集中了注意力。感謝審稿編輯Francesca Drago和企鵝出版集團夢幻團隊：Lydia Hirt、Brooke Halsted、Shelby Meizlik、Carlynn Chironna、Fabiana Van Arsdell和Cassandra Garruzzo。特別感謝堅持不懈的Camille LeBlanc指導我完成出版過程，Lynn Buckley負責本書視覺設計。Amy McWalters和英國團隊的其他成員，何其榮幸和各位共事。Bevin Lee、Sophie O'Rourke和Heather Catania，謝謝你們協助我完成本書。Ben Fingeret，謝謝你總能綜觀大局。

第十三章是關於「順風」——鼓勵我們成長、變得更活躍的力量——的重要性。若非Tory Burch的鼓勵，本書就不會存在。有一次，在中央公園散步，她說：「莎莎，妳在給我的郵件裡提到的那些關於行為和心理學的研究調查呢？我想應該有不少讀者會對這類對話和想法感興趣。妳是握有最新研究的醫生，何不想辦法和更多人分享？」

「好是好，」我說：「但我不知道從哪裡開始。」十天後，Tory來電。「該行動了，」她說：「明天能來我辦公室一趟嗎？」我開始推託，但Tory打斷了我。「說定了，明天兩點二十。」第二天，我和她的團隊碰面。他們要我為Tory的部落格寫一篇關於母親節的文章。兩個月後，我自己的部落格PositiveDescription.com成立，使命是提供有關正向心理健康的有科學依據的資訊。我對Tory感激莫名，她不僅是我的順風，也是許多人的順風。

我很幸運在生活中有太多順風。Jessica Yellin，該從哪說起？謝謝你幾十年的友誼。你是終極順風。Murali Doraiswamy，感謝您的早期閱讀和寶貴的迴響。Dilip Jeste，你的支持和智慧讓我變得更加聰明。Angela Duckworth，感謝你如此慷慨地分享你在寫書時所面臨的挑戰。見證你的堅韌不拔激勵我找到屬於自己的。Arianna Huffington，謝謝你的大力支持和鼓勵。亞當．格蘭特（Adam Grant），你是卓越的施予者。杰瑞德．科恩（Jared Cohen），謝謝你對我的挑戰、敦促和打氣。賓大應用正向心理學碩士（MAPP）課程創始主任詹姆斯．帕維爾斯（James Pawelski）改變了我對幸福感的看法，尤其是人文科學的作用。感謝你闡明了生命的價值所在。馬汀．塞利格曼（Martin Seligman），你改變了我對病患和心理健康的看法。

本書大大受益於許多精采對話。感謝Fernanda Niven、Hamilton South、

Deeda Blair、Ruzwana Bashir、Eric Schmidt、Bob Colacello、Caroline Weber、Jessica Seinfeld、Wendi Murdoch、Billy Norwich、Manuel Bellod、Julie Frist、Barbara Tisch、Marorie Gubelmann、Derek Blasberg、Nick Brown、Dambisa Moyo、George Makari、Lucy Danziger，以及我那了不起的姊姊 Serena Boardman。「啊，美好的對話——沒有比這更好的了。」

由衷感謝 Mel Saldana 提供的周到意見和建議。

感謝我的父母 Pauline 和 Dixon 一直以來的鼓勵和支持。Gaby、Charlie、Baker 和 Vivian，你們是活力寶庫，我從你們身上學到好多。本書是我為了給人們的生活帶來更多活力所做的努力，謝謝你們為我的生活注入無比活力。Aby，透過你的雙眼看世界真是令人振奮，感謝你一路上給我的愛。

國家圖書館出版品預行編目資料

強韌心態 / 薩曼莎．博德曼著；王瑞徽譯. -- 初版. -- 臺北市：平安文化, 2022.12 面； 公分. --（平安叢書；第 745 種）(UPWARD；139)
譯自：Everyday Vitality: Turning Stress into Strength
ISBN 978-626-7181-36-2（平裝）

1.CST: 健康法 2.CST: 生活指導 3.CST: 抗壓

411.1 111018823

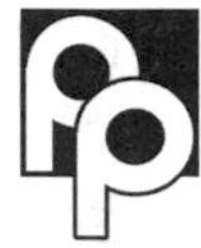

平安叢書第 745 種

UPWARD 139

強韌心態

Everyday Vitality:Turning Stress into Strength

作　　者—薩曼莎．博德曼
譯　　者—王瑞徽
發 行 人—平　雲
出版發行—平安文化有限公司
台北市敦化北路 120 巷 50 號
電話◎ 02-27168888
郵撥帳號◎ 18420815 號
皇冠出版社（香港）有限公司
香港銅鑼灣道 180 號百樂商業中心
19 字樓 1903 室
電話◎ 2529-1778　傳真◎ 2527-0904
總 編 輯—許婷婷
執行主編—平　靜
責任編輯—陳思宇
美術設計—嚴昱琳
行銷企劃—鄭雅方
著作完成日期— 2021 年
初版一刷日期— 2022 年 12 月

法律顧問—王惠光律師

讀者服務傳真專線◎02-27150507
電腦編號◎425139
ISBN◎978-626-7181-36-2
Printed in Taiwan
本書特價◎新台幣 399 元 / 港幣 133 元